アメリカの名医が教える

内臓脂肪が落ちる究極の食事

高脂質・低糖質食で、みるみる腹が凹む

金森重樹 監訳　マーク・ハイマン 著

EAT FAT,
GET THIN

アメリカ人の半数を占める慢性疾患を抱える方々、
「何を食べるべきか？」と悩んでいる方々、
本書をあなたに捧げる

EAT FAT, GET THIN

by Mark Hyman, MD

まえがき

監訳者・金森重樹

本書を手に取られた読者の方の中には最近おなか周りに脂肪がついて気になっているという方もいらっしゃると思います。

そのような方の中には**高脂質食を摂ることでおなか周りに余計に脂肪がつくのではないかと考えられている方もいると思いますが、全くの誤解**です。

おなか周りの脂肪は、脂肪の合成促進・分解抑制の働きを持つホルモンの一種、インスリンによって摂取されたエネルギーが体内に脂肪として蓄積されるのが原因です。

C：糖質
P：タンパク質
F：脂質

インスリンが出る組み合わせは、多い順に次のようになります。

C＋P＞C＞C＋F＞P＞P＋F＞F[1]

糖質制限界隈の方達は、糖質は血糖値を上げるし、インスリンも出ると言いますが、**血糖値依存性のインスリン反応は全体の23％にすぎません。**

インスリンが出るのは、糖質摂取時だけではなく、タンパク質を摂ってもインスリンは出ます。

肉、卵、チーズいずれにもタンパク質は多く含まれます。必要以上の余剰タンパク質はインスリンによって体に蓄積されます。

タンパク質は摂りすぎると太る

meat（肉）・egg（卵）・cheese（チーズ）を中心に摂取する「MEC」という食事法がありますが、これがMECでやせない人がいる理由です。

MECの別の問題点はプロセスチーズに含まれる乳化剤です。

1. David Estrich, MD, Anthony Ravnik, MD, Guenter Schlierf, MD, George Fukayama, AB and Laurance Kinsell, MD: Effects of Co-ingestion of Fat and Protein Upon Carbohydrate-Induced Hyperglycemia. 1967 Apr; 16(4): 232-237

米国食品医薬品局（ＦＤＡ）の許容する１—10の濃度の乳化剤であっても、肥満と炎症性腸疾患に影響を与えるものです。

慢性炎症はインスリン抵抗性を通じて肥満に直結[2]しますので、炎症対策はダイエットの最も重要なポイントのひとつです。

このようにいうと皆さんは驚くかもしれませんが、**インスリン分泌の組み合わせの中で最もインスリンが出にくいのは純粋な脂質を摂取した場合で、これが高脂質食でおなか周りの脂肪が貯まりにくい理由のひとつ**です。

本書の第1章では低脂肪食品の問題点、そして米農務省が「フードガイドピラミッド（食生活指導の三角図）」によって引き起こしてしまった低脂肪ブームが結果的に高糖質を招き、アメリカ人の肥満増加を引き起こしてしまったことについて触れられています。

糖質制限界隈の方の中には、「肉と脂は時間をあけて摂る」という方がいますが、それはヒトの摂理に反します。

自然な状態では、サバンナで食べる肉を脂と分けて摂ると言うのがおかしいですし、純粋なプロテインなりＥＡＡサプリ（タンパク質を構成するアミノ酸のうち、その動物の体

2. Sara Reardon: Food preservatives linked to obesity and gut disease. 25 February 2015.

内で充分な量を合成できず栄養分として摂取しなければならない必須アミノ酸のみを集めたもの）は自然界には存在しません。

Ｐ（タンパク質）＞Ｐ＋Ｆ（タンパク質＋脂質）＞Ｆ（脂質）

インスリンの出るのはこの順序ですから、高タンパク質ではなく必要タンパク質量（除脂肪体重×１g）で脂質を含む肉なり魚なりで摂取するほうが、プロテインなど純粋なタンパク質単体よりインスリンは出ません。

本書でも、ステージ２でプロテインの摂取は**「このプランを実施している間、プロテインパウダーは——ヴィーガンであれ動物性であれ——やめるほうが望ましい」**として、人工甘味料の問題、香料の問題で、「正常な代謝が妨げられ、離脱症状の悪循環から抜け出せないことが多い」とされています。

僕はこれに加えてインスリンとの関連性について触れておきます。

必須アミノ酸だけを集めたサプリメント、ＥＡＡは、非必須アミノ酸よりもさらにインスリンを出しやすいものです。自然界に脂質とタンパク質を分離して純粋な形でタンパク質のみの肉は存在しませんし、EAAに至ってはさらに自然界の状態からかけ離れたもので、かつ非必須アミノ酸よりもインスリンが出ます。

MECで肉を食べすぎれば太る。蓋し当然《けだ》かと思います。

「たくさん食べるから太る」のではない

皮下脂肪蓄積や内臓脂肪蓄積が一定レベルを超えると、余ったエネルギーが異所性脂肪（本来ほとんど脂肪が存在しないところに過剰に存在している脂肪）として蓄積されますが、**皮下脂肪蓄積は女性に多く、内臓脂肪蓄積は男性に多いという性差があります。**

皮下脂肪は細胞数が増えて対応していくのに対し、内臓脂肪は細胞が増えるのではなく肥大していくという特徴があります。

本書では**「あなたが太るのは、食べる量が増えて運動不足になるからではなく、太っているために食べる量が増えて運動不足になるから」**つまり、脂肪細胞が「空腹感をもたら

血漿インスリンの分泌量の比較

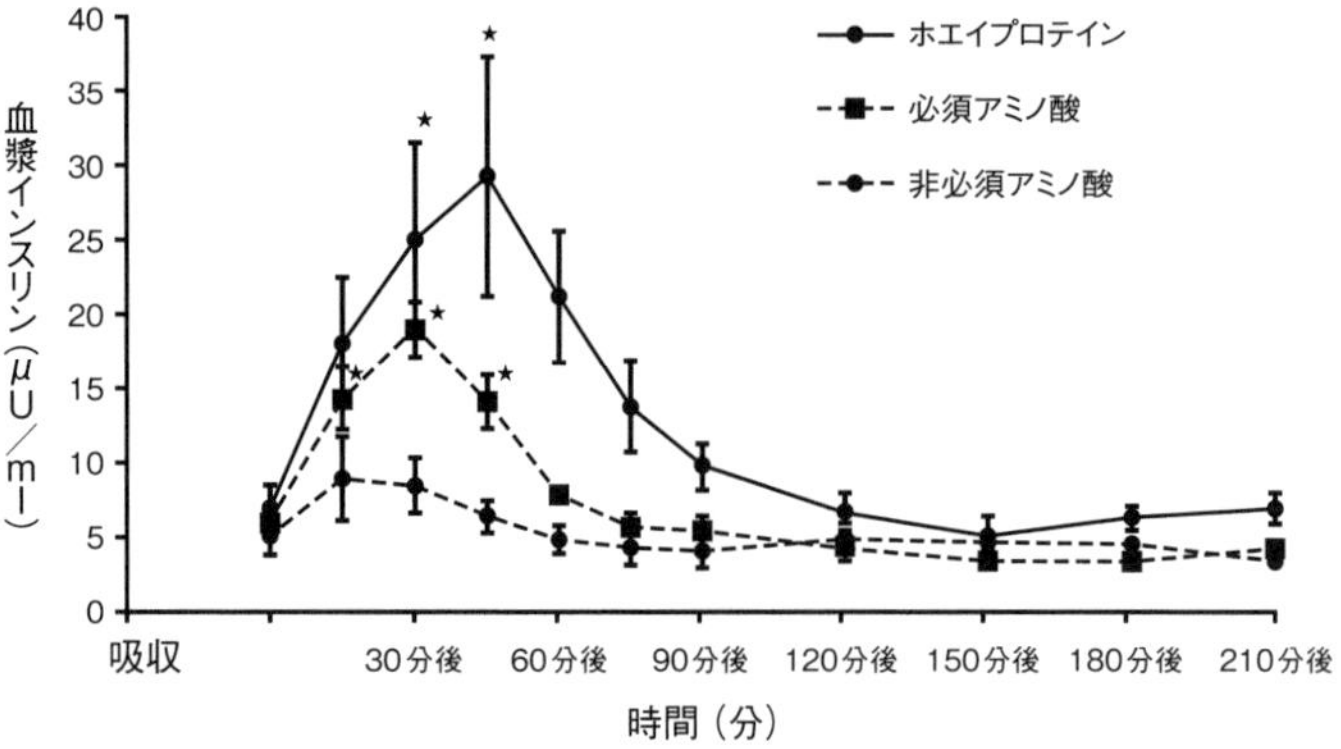

し」、過食することになる因果の流れについて説明されています。

内臓脂肪の本当の恐ろしさ

また、内臓脂肪の肥大は肥満だけでなく高血圧や糖尿病、心臓病などさまざまな重大な疾患を引き起こす危険性があります。

「糖尿病は太っている人がなる病気」というイメージがありますが、実は一見やせて見える人でも糖尿病になるリスクがあります。やせていても糖尿病になる人は、異所性脂肪沈着として肝臓や筋肉に脂肪が蓄積されている可能性があります。異所性脂肪の代表的な例が脂肪肝です。脂肪肝は肥満・糖尿病・高血圧を引き起こす可能性があります。肝臓以外

内臓脂肪はどこにつくか

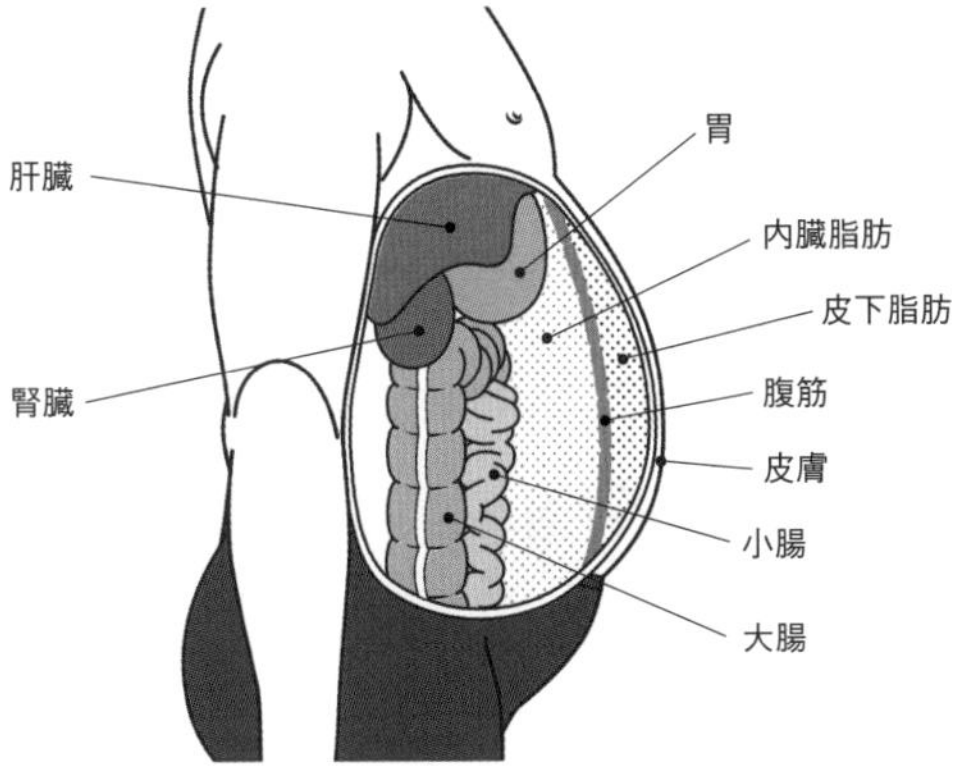

にも、心臓の周りに異所性脂肪がつくと心筋梗塞になる可能性があります。やせているからといって、糖尿病をはじめ生活習慣病や重大な病気にかからないということはないのです。

皮下脂肪は筋肉と皮膚の間に付着し、内臓脂肪は言葉通り内臓の周りを覆うようにつく脂肪のことを言います（上図参照）。

一般的に、お尻や太ももにつきやすい皮下脂肪は女性につきやすく〝**洋ナシ型肥満**〟、おなか周りにつきやすい内蔵脂肪は男性に着きやすく〝**リンゴ型肥満**〟と言われています。しかし、皮下脂肪も内臓脂肪も、無駄につくわけではありません。女性に多い皮下脂肪は子宮を守るためにつく脂肪とも言われ、

皮下脂肪型肥満・内臓脂肪型肥満

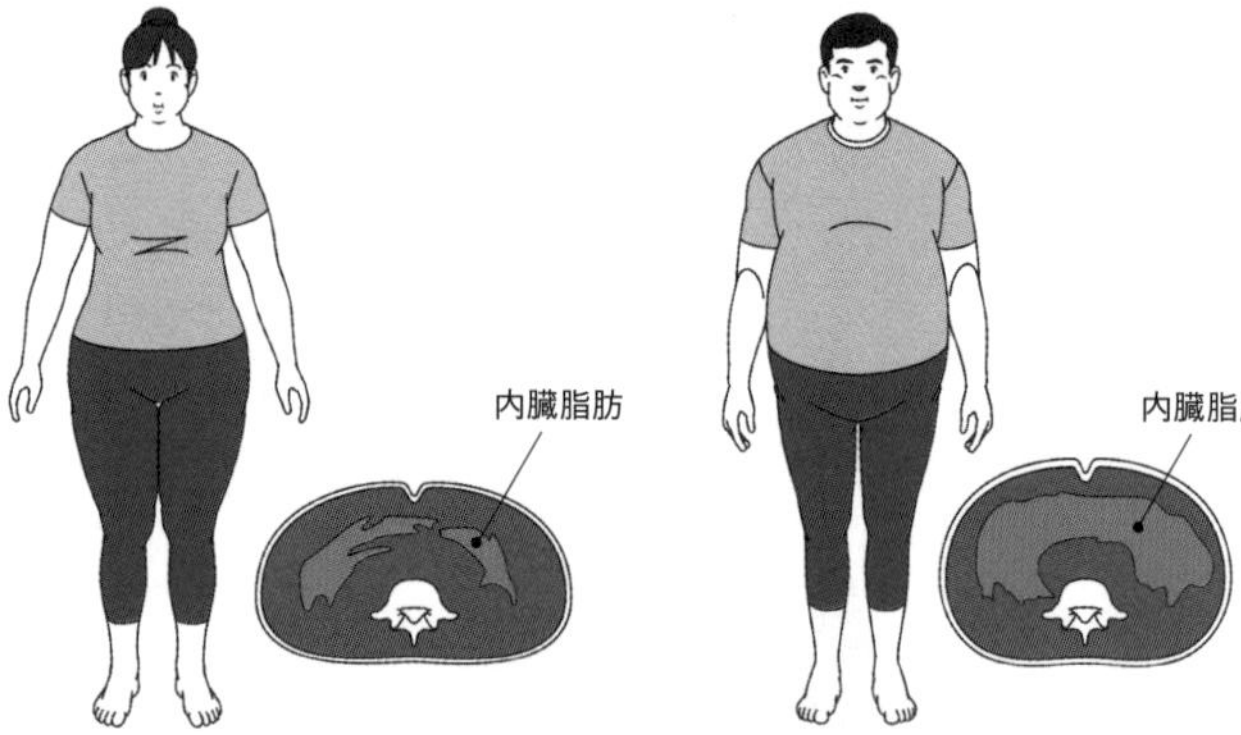

皮下脂肪型肥満（洋ナシ型肥満）
お腹やお尻、太ももなど、脂肪が全身につく肥満

内臓脂肪型肥満（リンゴ型肥満）
ウエストが男性85cm以上、女性90cm以上。
お腹の中に脂肪がついて、お腹が出る肥満

肥満の種類　男女での割合の比較

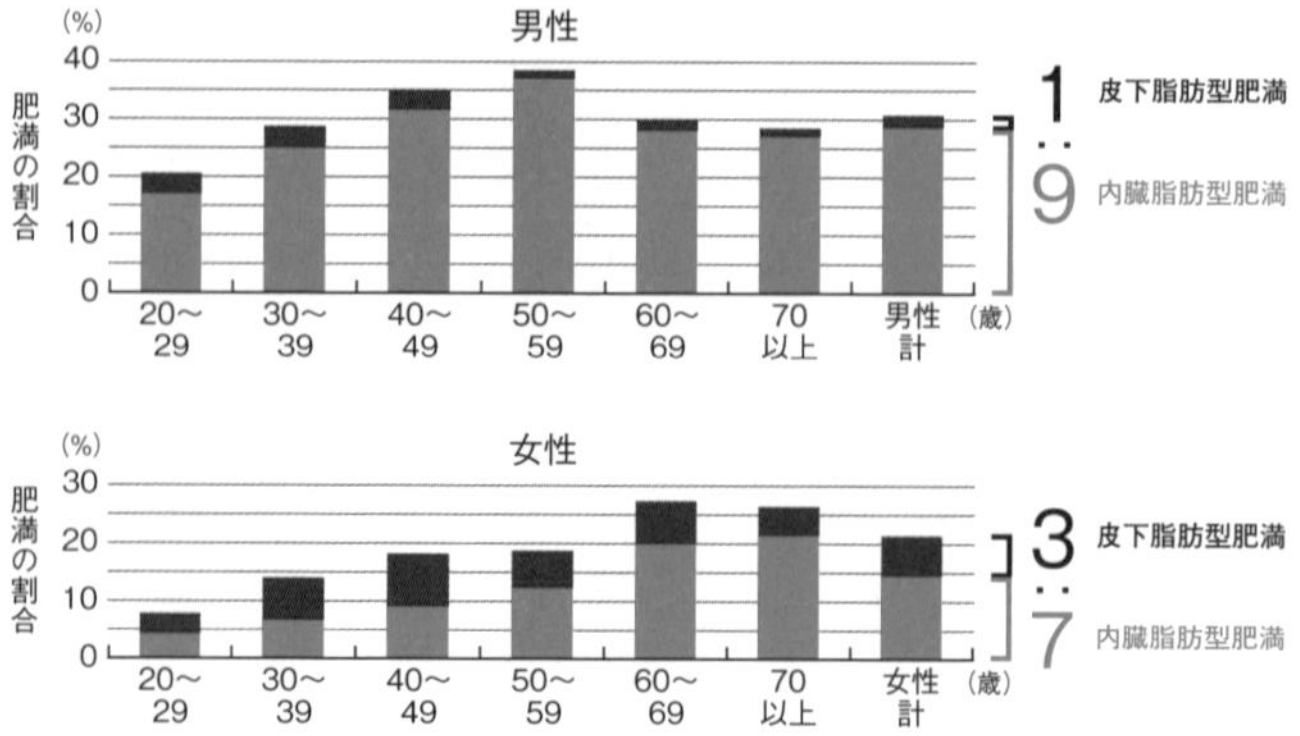

（出所）厚生労働省「平成22年国民健康・栄養調査報告」

脂肪は身体を守るという作用もあります。**問題は、脂肪が〝つきすぎること〟**にあります。

高脂質食では性差なく皮下脂肪も内臓脂肪も落ちていきます。ただ女性はホルモンバランスの関係もあり、男性が月10キロに対し、月5キロ落ちるのが目安になります。

後に詳しく書きますが、僕は断糖高脂質食に減量とは違うきっかけで出会い実践しています。その結果、内臓脂肪が落ち、2カ月で90キロから58キロに減量しました。効果は減量だけではなく、肌にはハリがでて疲れにくくなり、気力もみなぎる、脂肪肝もなくなる。あまりの見た目の変貌に周りの人に驚かれるほど若返ったのです。

僕は2018年9月からTwitterで、断糖高脂質食ダイエットのオンラインサロンで脂質の重要性について情報発信をしています。

このオンラインサロンで、僕が勉強してきた糖質の人体への悪影響や脂質がいかに重要かをフォロワーさんにお伝えしています。

皆さんが毎日の食事と体重、身体の変化をツイートしてくださり、僕にとっても学びの場になっています。

スタートは旧石器時代食――糖質制限を超える最強の食事法

2016年末、歯科医院の再生経営に携わっていた関係で、僕はある研究論文を読んでいました。

僕が糖質制限に興味を持ったのはそれがきっかけです。その内容に強い関心を抱いた僕は、自分自身が実験台となり、実験をはじめることにしました。

その研究とは**「4週間、歯を磨かないかわりに、旧石器時代食だけで暮らす。肉と魚、ナッツ類を食べ、小麦を中心とした穀物、イモ類、乳製品は摂らない」**というものです。

論文の示す実験結果は、4週間もの間、歯を磨かなかったにもかかわらず、糖質を摂らなかっただけで歯茎からの出血は減少し、歯周ポケットが浅くなり、口腔内環境全体が改善されるというものでした。

僕の場合は、口腔内環境の実験のために行った糖質制限だったわけですが、このとき当初90キロだった体重が、わずか2カ月で58キロまで減りました（食生活が口腔内環境に与える影響を見るためなので、歯はきちんと磨きましたけど）。

この思わぬ副産物にとても驚き、その後は糖質制限関連のさまざまな書籍や論文を読み漁るようになっていったのです。

中でも興味深かったのが、『食生活と身体の退化—先住民の伝統食と近代食その身体への驚くべき影響』（ウェストン・A・プライスほか、恒志会）です。この本は１９３０年代に歯科医師・プライス博士が世界中を旅して、おもに農耕文明以前の生活を送る先住民族の食事と虫歯の関係を調べたものです。

この本では「人類は農業によって退化していった」という主張が述べられています。これは人類学的に考えて、非常に面白い考察です。

人類が農業をはじめる前、つまり旧石器時代の人間は、米や小麦などの穀物を食べていなかった。つまり糖をとらない肉中心の食生活でした。そのため、当時の人類は虫歯や歯周病に一切かかることなく、親知らずも死ぬまで残っていたそうです。また男女共にＢＭＩも適正なレベルに収まっていました。

この傾向はイヌイットにも見てとれます。アザラシやカリブー（トナカイの一種）の肉や、アザラシの脂で漬けた鮭、落花生しか食べてない先住民族イヌイットも、歯医者要らずで知られています。彼らの食事には虫歯の原因となる糖質がわずかしか含まれていないので、虫歯になりようがないのです。

狩猟民族ごとの食事の違い

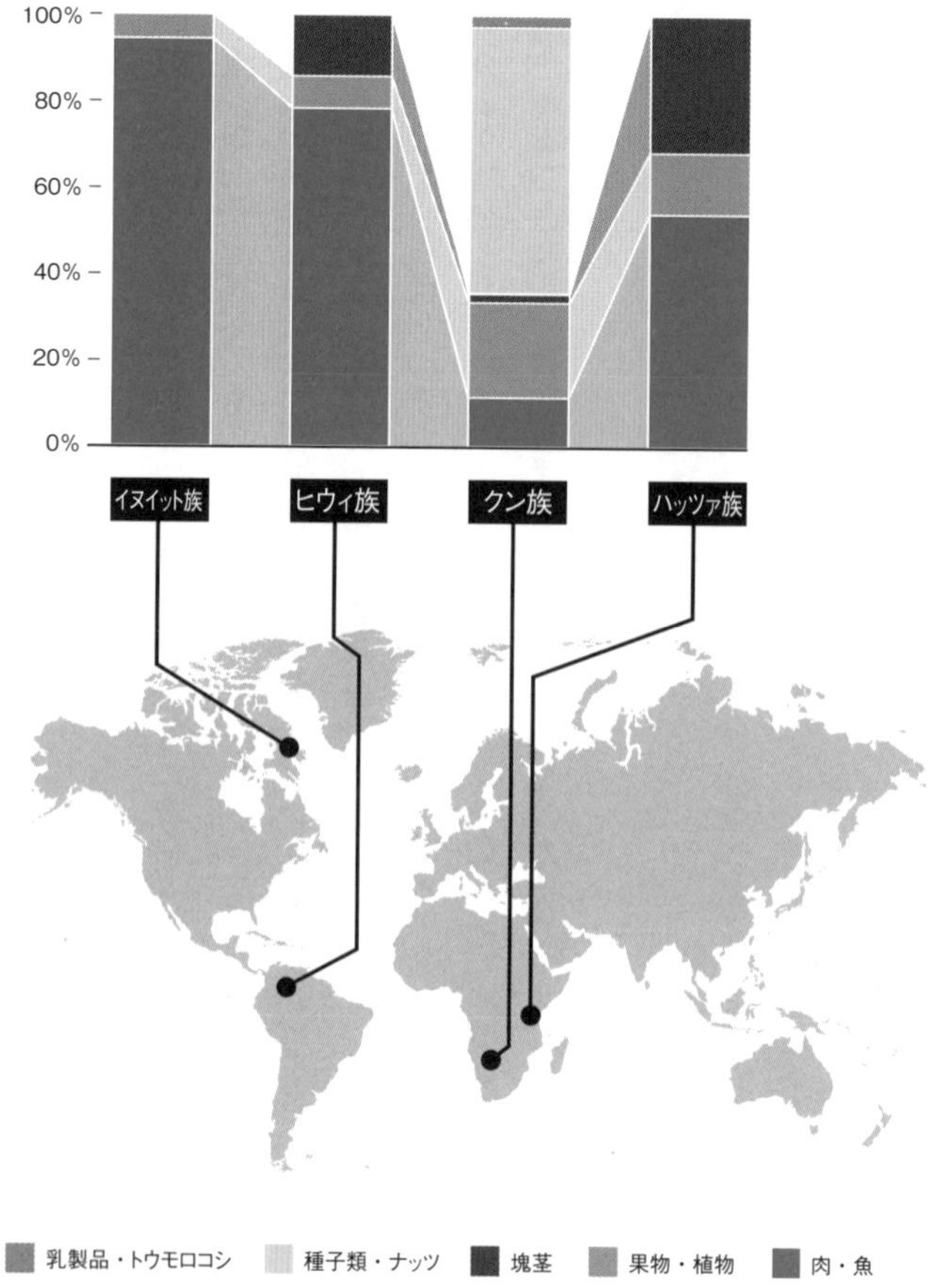

前ページの図からもおわかりいただけるように、イヌイットはほとんどすべての摂取エネルギーを肉と魚から摂っています。

しかし近代化にともない、精製された小麦粉や甘い果物や砂糖が西洋からもたらされると、重症の虫歯だけでなく深刻な問題が「お口周り」に起きるようになりました。

アーチが締まって歯が乱杭状態になる、鼻腔が狭くなって口呼吸になる、そのほかにも歯周病や関節炎などの退化傾向……つまり「奇形」が見られるようになった、と本著でプライス博士は論じています。

糖によって「奇形」が全世界にもたらされ、この食生活の変化によって人類の身体が退化した。

これは「糖の恐怖」といっても過言ではないはずです。

糖質をとることによって、肥満だけでなく数々の身体の疾患に繋がってくるのは先に述べたとおりです。

という訳で、僕は歯科医院での論文との出会いを通じて旧石器時代の先祖の食事、「狩猟採集民のような糖質制限」にもとづく食生活を偶然に体験することになったのです。

その結果は先にも述べたとおり、たった2カ月で90キロから58キロに減量し内臓脂肪が落ちただけでなく、肌にはハリがでて疲れにくくなり、気力もみなぎるようになり、脂肪肝もなくなり、周りの人に驚かれるほど若返ったのです

こうした食生活は心臓病や高血圧、糖尿病、がん、歯周病といった現代人が忌み嫌う病を遠ざけ、さらには減量も期待できるのです。やらない手はありません。

これだけだったらただの「糖質制限減量法」です。

しかしこの話には続きがあります。

冒頭でお話しした通り、2018年9月より僕はTwitterで「金森重樹@ダイエットonlineサロン」を開講しました（@ShigekiKanamori）。最初は知り合いとTwitterで応募してくれた計5人の方に、血糖値の常時測定機器「フリースタイルリブレ」をつけてもらい、モニターとして糖質を摂らない食事を試してもらいました。

毎日の食事と体重の記録、そして食後の血糖値をアップしてもらい、モニタリングし、この食事はOKかNGかを見極めてもらいました。

2週間のモニター期間でスタート時の体重の差はあるものの、**実践者たちはそれぞれマ**

イナス1・9キロ、マイナス3・7キロ、マイナス4キロ、マイナス6・75キロ、マイナス7キロ以上（14日目の記録はなく12日目時点の体重）という結果でした。

それぞれモニター期間後も、目標体重に達した方は体重維持と健康のためにこの食事法を続けていらっしゃいます。

現在、オンラインサロンでは多くの方が断糖高脂質食を実践しており、一番減量された方で、男性は1年4カ月でマイナス74・4kg、女性は1年2カ月でマイナス50kgです。さらに、肌荒れが治りハリがでてきた、爪が強くなった、過食嘔吐しなくなった、疲れにくくなった、イライラしなくなった等の効果に加えて身体や心の改善も毎日、続々と報告があります。

ただしこれらは、単に血糖値反応にフォーカスして達成したものではありません。

質的栄養失調とミトコンドリアの活性化

オンラインサロンをはじめたことで、当初は知識がなかった「質的栄養失調」の状態を知ることになりました。

これは、**「栄養不足で脂質をエネルギーに上手く換えられない」**という状態です。

飽食の時代、栄養失調とは何事だと言われそうですが、現代の我々は糖質過多、そして品種改良により原種からは遠くかけ離れた微々たるビタミンやミネラルしか含まない野菜により、ビタミンやミネラルが足りてない身体になっている人が多いのです（野菜を食べる胃袋のスペースがあるなら、肉をおなかに詰め込んだほうがよほどビタミンやミネラルは摂取できます。ですから、僕は野菜の摂取は推奨していませんし、僕自身、野菜は基本的には摂取しません）。

野菜には、反栄養素など植物毒の問題があります。

僕ははじめ、旧石器時代食（いまから振り返ったら疑似的なものですが）だけで問題は解決すると考えていました。

ところが、断糖高脂質食ではある一定の体重まで落ちたものの、そこから停滞してしまい、なかなか体重が落ちていかないというモニターさんがいたことで「これは食事改善の問題ではない」ということに考えが至りました。

問題はいままでカロリー制限ダイエットをしてしまっていたり、断食をしてしまってい

たりしたことで体内で必要な補酵素、補因子が枯渇してしまって、脂肪を取り込んでエネルギーに換える、ヒトの細胞内のミトコンドリアが活性化できていないことだったのです。

この質的栄養失調状態にある場合、体内に燃えるものはあっても燃やす回路が動いてくれないのです。体に蓄積された脂肪についても、ビタミン、ミネラルの不足が原因で燃焼しません。

そういう方には、ビタミンB群、鉄、Mg、ビタミンCなどのサプリを摂ってもらいました。

すると、そこからまたスルスルと体重が落ちていきました。足りていない栄養素、そしてどれくらい足りていないのかは人それぞれ違います。

サプリメントを摂ったからといってすぐに質的栄養失調が治り、体重が落ちはじめる人ばかりではありません。長年の不摂生により、次ページの図で示しているような身体のクエン酸回路、電子伝達系がきちんと動かなくなってしまっている人は栄養失調状態解消に長期間かかります。ただ、サプリメントによって身体は少しずつ変わってきています。

大切なのは「サプリメントを飲んだのにやせない」と諦めるのではなく、長期的な視点

エネルギーの産生経路

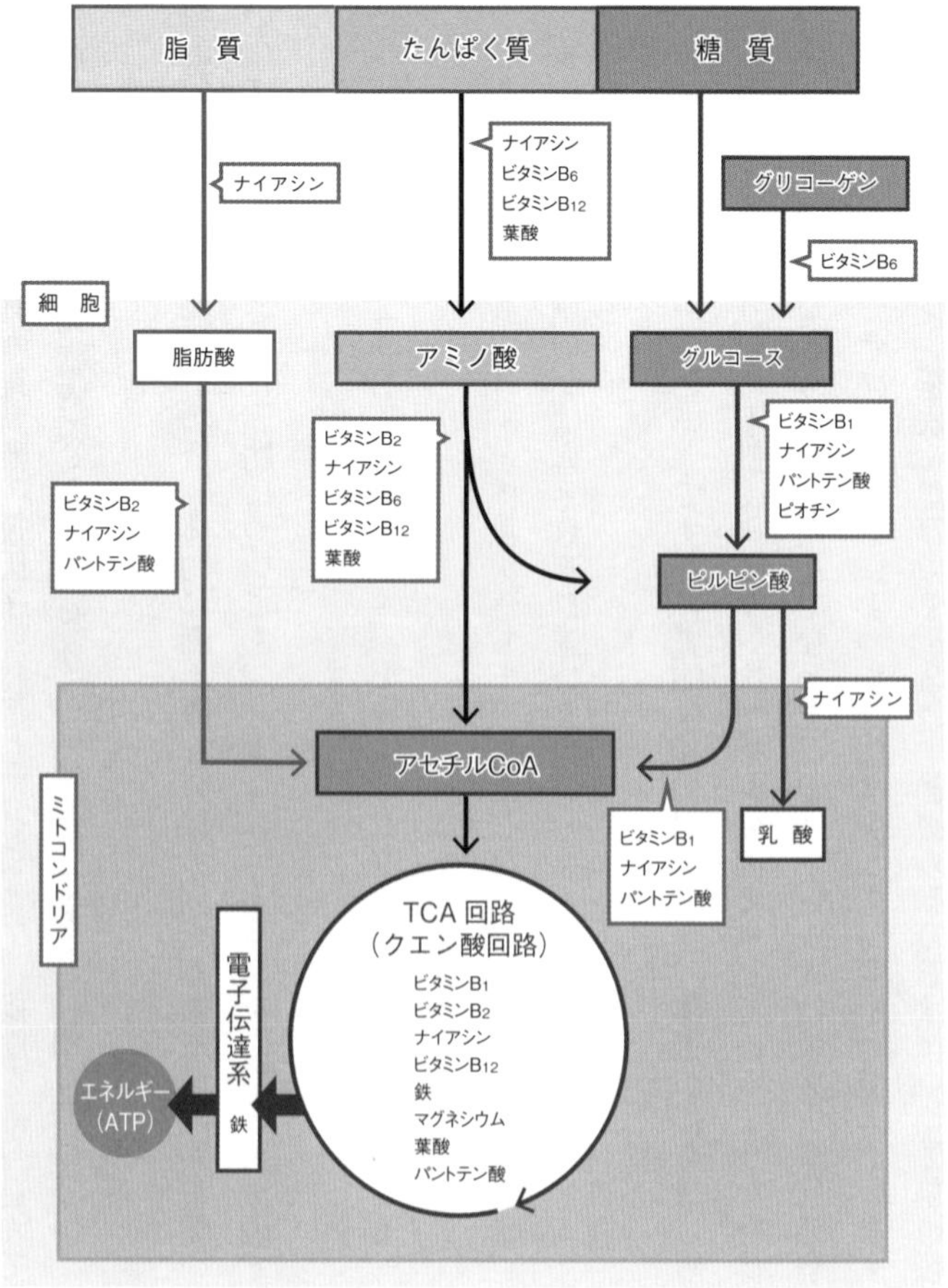

脂質
たんぱく質
糖質
ナイアシン
ナイアシン
ビタミンB6
ビタミンB12
葉酸
グリコーゲン
ビタミンB6
細胞
脂肪酸
アミノ酸
グルコース
ビタミンB2
ナイアシン
ビタミンB6
ビタミンB12
葉酸
ビタミンB1
ナイアシン
パントテン酸
ビオチン
ビタミンB2
ナイアシン
パントテン酸
ピルビン酸
ナイアシン
アセチルCoA
ミトコンドリア
ビタミンB1
ナイアシン
パントテン酸
乳酸
TCA回路
（クエン酸回路）
ビタミンB1
ビタミンB2
ナイアシン
ビタミンB12
鉄
マグネシウム
葉酸
パントテン酸
電子伝達系
鉄
エネルギー
（ATP）

で自分の身体との対話が必要だということです。

オンラインサロンを続けているとサプリメント以前の問題で野菜ばかり食べてしまっていてタンパク質不足でＢＵＮ（尿素窒素の値。タンパク質の充足指標）が低い方の場合には、サプリメントを飲んでも気持ち悪くて吐く、サプリメントが吸収されなくておなかを下すという事例がたくさんあることがわかりました。

そのため、いまは「ＢＵＮが20以下の方は高脂質よりも先に断糖高タンパク質にしてください」と言うようにしています。

タンパク質が充実してはじめて、サプリメントなどの効果が発揮されて質的栄養失調も解消に向かうからです。

肥満の源「炎症」

断糖高脂質食を実践し、サプリメントを補うことで質的栄養失調の解消がされても、まだやせていかないフォロワーさん達がいました。

こういう人の食事を注意深く見ていると、まず脂の種類が悪いということがわかりました。

本来はオメガ6とオメガ3が1：1の関係にあるのが旧石器時代の食事です。

この**オメガバランスが、現代の食事では家の食事で6：1、外食では20：1にもなる極端にオメガ6が過多**の状態にあります。

このオメガバランスを改善するためには、オメガ3の魚油を摂取する必要があります。何故ならばオメガ6は炎症性、オメガ3は抗炎症性であり、互いに拮抗関係にあるからです。

オメガバランスを整えるためには、ふたつやり方があると思います。

穀物牛に多いオメガ6に拮抗するだけのオメガ3の魚油をサプリメントで摂取する方法。

もうひとつは、たとえば**鯖缶中心生活のようにそもそもオメガ3を中心に含む食事に切り替えて肉類を食べないようにする方法**です。

これは僕が新型コロナウイルスの影響で東京から葉山に疎開していた際、外出を自粛するために鯖缶生活をしていた時、すでに57~58キロ台だったのが短期間で1・5キロも落ちたことで確信しました。

もうひとつは、グルタミン酸ナトリウム（MSG）や乳化剤をふくむプロセスチーズなどを多用している人や身体に慢性炎症（アトピー性皮膚炎、痔、歯周病など）がある方はインスリン抵抗性を引き起こしていて、そのこと自体が肥満に直結するとわかったからです。

食事とサプリメントだけではやせることがない場合、慢性炎症を疑ってみる必要があります。

インスリン制御——自然と体重が落ちる体に生まれ変わる

これらの事柄がすべてできたとしても、さらにタンパク質を1日1回にしないとタンパク質を食べてもインスリンは出ます。

インスリン反応の全体の23％が血糖値依存性ですが、残りはインクレチン反応などで引き起こされ、タンパク質を食べることでもインスリンは出てしまいます。

そのため僕は、**タンパク質は1日1回（1食）で、残りは脂質と飲料（たとえば牛脂**

スープあるいは生クリーム入り紅茶）でつないでください（0・5食）と伝えています。

何年も肥満の長期肥満の方はインスリン抵抗性が強固に構築されていますので、この1日1・5食でインスリンが出る時間を極力短くしないと1日中インスリンがダラダラと出続けることになってしまいます。

肉を食べてもインスリンは出るということです。

1日3食と、それと同じものを1日1食でドカ食いするという実験がありますが、1日1食ドカ食いの方がやせるという結果が出ています。

こうやっていろいろな問題点が12万人ものフォロワーさんを見ていくことでうかびあがってきました。

他のフォロワーさんがどんどんやせていっている様子をTwitterで見て断糖高脂質食に興味を持ち、僕の推奨する食事法を実践してくれる方がどんどん増えていきました。

それによってさらなるフィードバックが得られ、論文のランダム化比較試験などと照らし合わせながら実践していく。僕の断糖高脂質食オンラインサロンはそういった学びと実践の場として機能しています。

さて、今まで僕がやってきた内容を概観してみましたが、本書を監訳した理由はきちんと作用機序を理解してほしいという点にあります。

たくさんの論文が引用され、覚えるべき重要な研究結果が網羅されている高脂質食をすすめる書籍はなかなか見つからない中で、僕は本書が現段階での理想的なものだと信じています。

世界一の肥満大国であるアメリカの名医が、栄養ゲノム情報科学、分子生物学、生理学など世界最先端の医学的知見をもとに、ハーバード大やスタンフォード大など世界の著名研究機関が発表した論文を引用し、低脂質と低糖質どちらが本当に人間の身体に良いのか、脂質の種類を細かく分けながら、油脂の仕組み、身体への影響を解説しています。

身体に悪いと思いがちな脂質は、実は悪者ではないということがきっと理解できるはずです。

また、著者がすすめる内臓脂肪を落とす21日間プログラムも紹介されています。

世界最新のエビデンスにもとづいた減量法であり、健康法でもある食事の実践法が解説されています。

さあ、一緒に高脂質食健康法の世界を見ていきましょう。そして、スリムで健康的な体を手に入れましょう。

アメリカの名医が教える

内臓脂肪が落ちる究極の食事

高脂質・低糖質食で、
みるみる腹が凹む

CONTENTS

CONTENTS

PART2 世界最先端の脂質の基礎知識
——糖尿病、高血圧、がんを遠ざける

第8章 医者が教える太らない食べ物の正解——192

第9章 脂質がもたらす驚きの健康効果——220

PART3

内蔵脂肪を最速で落とす食事　21日間プログラム

――どんな人でも劇的に効果が出る

第11章

ステージ1：内臓脂肪を燃やす基礎づくり――254

第13章

ステージ3：「内臓脂肪がみるみる消える」移行プラン——312

序

著者・マーク・ハイマン

あなたの健康と長寿のために一番良いことは何だろうか。

それは、もっと脂質を摂ることだ！

そう、**もっと脂質を摂って体重を減らし、内臓脂肪を落とし、元気になり、長生きしよう。**

なぜそんなことが言えるのだろうか。すべての健康管理や栄養の専門家、主要な医師会や政府は、脂質が肥満と心疾患をもたらすとして、脂質の摂取を減らすことを提唱してきたのではないのか。アメリカ人はこの50年間、こうしたアドバイスに忠実に従ってきたが、肥満や病気に悩む人がますます増えている。

確かに、体についた脂肪は病気の原因となり、早死ににつながる。しかし、**私たちが摂取する脂質が体の脂肪になって動脈を詰まらせるという、一見まともな論理の飛躍は間違っている。**

これは無理もない間違いだ。脂肪を食べれば、それが体脂肪に変わるという考えはわかりやすい。どちらもｆａｔという同じ語で、外観と感触も同じだ。栄養学者は、脂質には炭水化物やタンパク質（1グラム当たり4キロカロリー）の約2倍のカロリー（1グラム当たり9キロカロリー）が含まれると警告しており、脂質の摂取を減らすと体重が落ちて体調が良くなるに違いない。これは常識のように思える。たったひとつのこと以外は……。

私たちはこの考えをすっかり受け入れてしまったが、これは科学的には間違っている。実のところ、科学的な研究結果はまったく反対の事実を示しているのだ。データを詳細に調べると、「脂肪を摂るとお腹が凹《へこ》む」（そして認知症やがんなどの疾患の進行が食い止められ、心疾患と2型糖尿病が回復に向かう）という考えが支持されている。実際は、**脂質を食べれば食べるほど体脂肪が落ち、身体機能が改善する**のである。

本書がもたらす驚きの効果

おなか周りの脂肪の原因である「内臓脂肪」がみるみる落ち、体重が減少するだけではなく、消化、活力、気分、関節痛、筋肉痛、副鼻腔炎と後鼻漏、アレルギー、肌、体重、メンタルヘルス、睡眠、性欲など、すべてが劇的に改善する。

本書は実のところ、減量についての本というだけではない。体が健康になるための、食べ物に関する「最も正しい情報」を提供する一冊だ。

本書に書かれていることを実践すれば、あなたの体重はみるみる落ちて、副次的効果としてさまざまな症状や病気が治る。医者である私は、来院する患者に体重を減らすようにとは言わず、健康になる方法を教えるだけだ。体に悪いことをやめて体に良いことを取り入れると、体はすぐに自らを修復しはじめるのだ。

PART 1

「脂質は肥満の原因」という幻想

——最先端医学が証明する肥満の真実

第1章

脂質は摂っても太らない

高脂質食で腹が凹む

すべての「誤解」は、政府、医療機関、食品業界の一見もっともらしい助言にもとづき、私たちが脂質の摂取をやめたことから始まった（それが今や、脂質が減量と健康に欠かせない栄養素であることが判明している）。そうしてアメリカ市民は、脂質を糖質と炭水化物に置き換えることになった。１９９２年、政府は次ページの図に示したような「フードガイドピラミッド」（米農務省が作成した食生活指導の三角図）を発表したが、そ

欠陥だらけのフードガイドピラミッド

すべての脂質はダメで、すべての炭水化物は安全であるとした。発表以降、米国内の肥満および糖尿病患者は増加した。

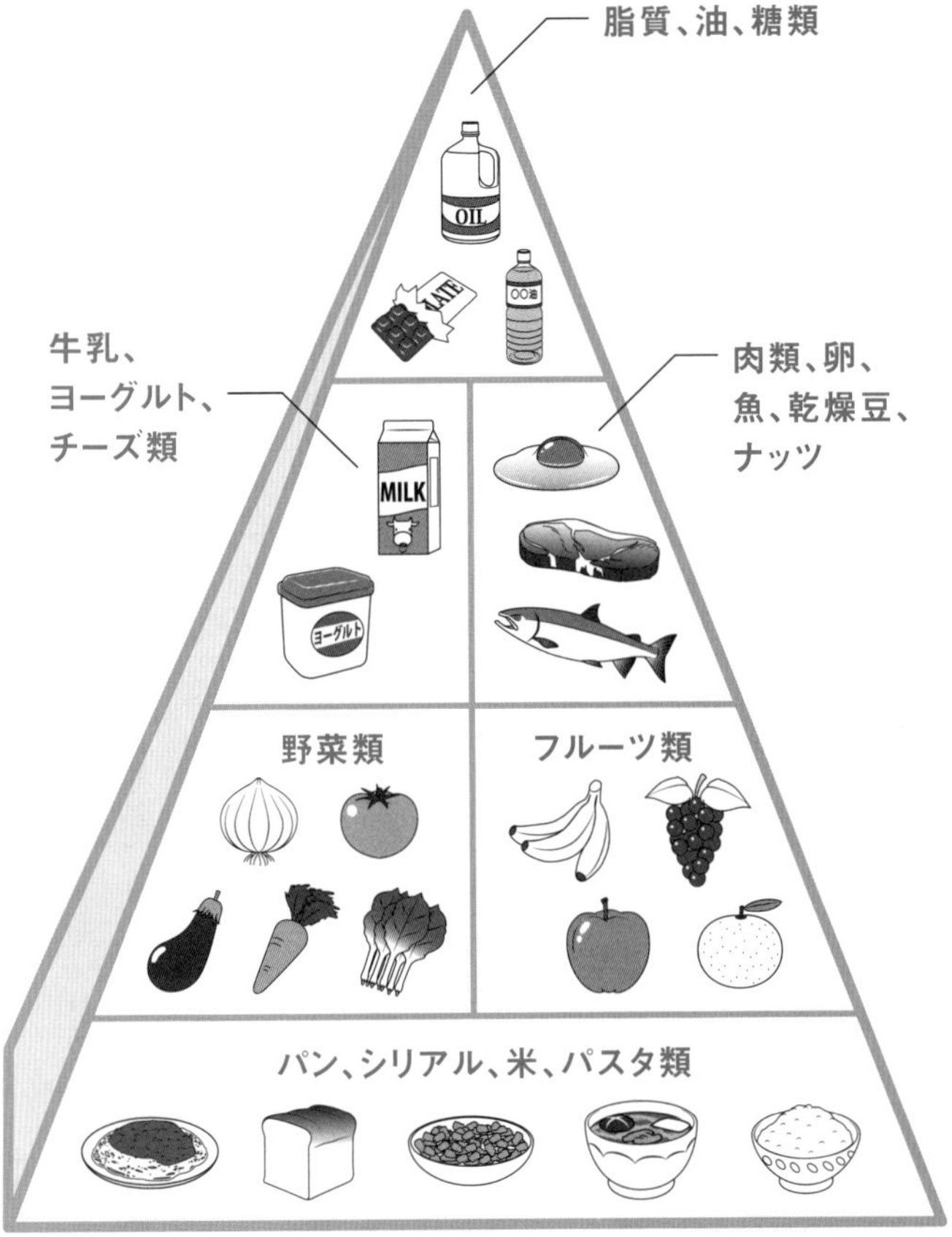

のピラミッドの底辺には炭水化物が置かれ、1日に6～11食分相当のパン、米、シリアル、パスタ類を食べるように推奨されたのだ。ピラミッドの頂点に脂肪と油が記され、控えめに使用するように指示されていた。米国政府のこうした施策により巻き起こった低脂肪ブームに、食品業界は飛びつき、低脂肪サラダドレッシングから無脂肪ヨーグルトや低脂肪デザートまで、ありとあらゆる食品を製造した。

しかし、アメリカ人が長らく信じてきた低脂質食信仰は誤りだった。本当の意味で減量と健康増進に効果的なのは「脂質」だったのだ！　あなたのおなか周りのぜい肉の原因、内臓脂肪も、高脂質食で落とすことができるのである。

本書で私は、皆さんを脂肪――食べる脂肪と体内での脂肪の仕組み――のガイドツアーにお連れし、実は脂肪を食べても太らないことを示したい。適切な脂質の摂取を増やせば、体重が減り、認知症、心臓病、糖尿病、がんの予防になり、副次効果として気分、肌、髪の毛，爪の状態が良くなる。

---

1. Ballard KD, Quann EE, Kupchak BR, et al. Dietary carbohydrate restriction improves insulin sensitivity, blood pressure, microvascular function, and cellular adhesion markers in individuals taking statins. *Nutr Res.* 2013 Nov;33 (11) : 905–12.
2. Nickols-Richardson SM, Coleman MD, Volpe JJ, Hosig KW. Perceived hunger is lower and weight loss is greater in overweight premenopausal women consuming a low-carbohydrate/ high-protein vs high-carbohydrate/ low-fat diet. *J Am Diet Assoc.* 2005 Sep;105 (9) : 1433–37.

脂質を摂って体脂肪を燃焼させる

これまで誤解されてきた脂質の真実は、次のようなものだ。

- 脂質は新陳代謝を促進し、空腹感を減らし、内臓脂肪などの体脂肪の燃焼を促す。[1]
- 脂質は総カロリー摂取量を増やさず、減らす。[2]
- 脂質、特に飽和脂肪が心臓病を引き起こすことはない。[3]
- 食事飽和脂肪は良いLDLコレステロール（軽くて低密度のLDLコレステロール）を増やし、HDLコレステロールを増やす。[4]
- 脂質の多い食事は炭水化物の多い食事より減量効果が高く、続けやすい。[5]
- 脂質は炎症を抑え、[6] 血栓形成の危険性、すべての心臓病の危険因子を軽減する。[7]
- 脂質は血管の健康を改善する。[8]
- 脂質は脳の機能と気分を改善し、認知症予防に役立つ。[9]
- 脂質が非常に多く炭水化物が少ない食事は、2型糖尿病を改善する。[10]
- 「体に良い」とされる植物油（大豆油、コーン油、ヒマワリ油、サフラワー油）は

---

3. Chowdhury R, Warnakula S, Kunutsor S, et al. Association of dietary, circulating, and supplement fatty acids with coronary risk: a systematic review and meta-analysis. *Ann Intern Med.* 2014 Mar 18;160(6): 398–406.
4. Faghihnia N, Mangravite LM, Chiu S, Bergeron N, Krauss RM. Effects of dietary saturated fat on LDL subclasses and apolipoprotein CIII in men. Eur J Clin Nutr. 2012 Nov;66(11): 1229–33.
5. Gardner CD, Kiazand A, Alhassan S, et al. Comparison of the Atkins, Zone, Ornish, and LEARN diets for change in weight and related risk factors among overweight premenopausal women: the A TO Z Weight Loss Study: a randomized trial. *JAMA.* 2007 Mar 7;297(9): 969–77.

実は有害だ。そうした油は炎症を引き起こし、体内のコレステロールを酸化あるいは酸敗させて心臓病をもたらす可能性が高い[11]。

- 食事飽和脂肪（バターやココナッツオイル）が血液中の飽和脂肪酸を増やすことはない[12]。
- 炭水化物が血中の飽和脂肪酸に変わり、その飽和脂肪酸が心臓病の原因となる[13]。
- 過剰な炭水化物は食欲とおなか周りの内臓脂肪の蓄積を増進し、代謝を遅くする[14]。
- 炭水化物は肝臓の脂肪生産を促し（いわゆる脂質生成）、高コレステロールと高トリグリセリドをもたらし、さらにＨＤＬコレステロールを低下させて、心臓病を引き起こす危険な「密度の高い小型ＬＤＬ」を作り出す[15]。
- 糖と精製炭水化物が肥満、２型糖尿病、心臓病のまん延の原因であり[16]、認知症と若年死のリスク上昇をもたらしている[17]。

6. Margioris AN. Fatty acids and postprandial inflammation. *Curr Opin Clin Nutr Metab Care.* 2009 Mar;12 (2) : 129-37. Review.
7. Wood RJ, Volek JS, Davis SR, Dell'Ova C, Fernandez ML. Effects of a carbohydrate-restricted diet on emerging plasma markers for cardiovascular disease. *Nutr Metab* (Lond). 2006 May 4;3:19.
8. Volek JS, Ballard KD, Silvestre R, et al. Effects of dietary carbohydrate restriction versus low-fat diet on flow-mediated dilation. *Metabolism.* 2009 Dec;58 (12) : 1769-77.
9. Valls-Pedret C, Sala-Vila A, Serra-Mir M, et al. Mediterranean diet and age-related cognitive decline: a randomized clinical trial. *JAMA Intern Med.* 2015 May 11.

体調不良は、食べ物がつくる

何百万人ものアメリカ人にとどまらず、今や世界中の人々が、炭水化物不耐性（腸内酵素の欠損により、特定の炭水化物を消化することができない状態）に加え、「体調不良」症候群を抱えている！　だが**ほとんどの人は、体調不良が食べ物と直接関連していることを知らない。**食べ物は有害なこともあれば、体を癒すこともある。不適切な食べ物を摂ると、気分が悪くなるだけではない。その摂取による体内の炎症とホルモンのアンバランスは、症状ばかりか病気や老化を加速する。政府が打ち出し、長きにわたって信じられてきた「炭水化物信仰」が、皮肉にも私たちの健康を害する結果になってしまったのだ。

10. Accurso A, Bernstein RK, Dahlqvist A, et al. Dietary carbohydrate restriction in type 2 diabetes mellitus and metabolic syndrome: time for a critical appraisal. *Nutr Metab* (Lond) . 2008 Apr 8;5:9.
11. Ramsden CE, Zamora D, Leelarthaepin B, et al. Use of dietary linoleic acid for secondary prevention of coronary heart disease and death: evaluation of recovered data from the Sydney Diet Heart Study and updated meta-analysis. *BMJ.* 2013 Feb 4;346:e8707. Patterson E, Wall R, Fitzgerald GF, Ross RP, Stanton C. Health implications of high dietary omega-6 polyunsaturated fatty acids. *J Nutr Metab.* 2012;2012:539426.

第2章

脂質の大誤解を解く

前章で述べた、「脂質への誤解」が解けたきっかけは、脂質に関するふたつの大きな説が誤りだとわかったことだった。

1番目の説は、すべてのカロリーが体内で同じように作用するというものだった。脂質1グラム当たりのカロリーは炭水化物やタンパク質の2倍以上あるため、当然、脂質の摂取を減らせば体重が減るということになる。つまり、あなたが摂る脂質が内臓脂肪や皮下脂肪といった体脂肪に変わるというわけだ。

2番目の説は、脂肪であるコレステロールの沈着が心臓病を引き起こし、脂質、特に飽

---

12. Volk BM, Kunces LJ, Freidenreich DJ, et al. Effects of step-wise increases in dietary carbohydrate on circulating saturated fatty acids and palmitoleic acid in adults with metabolic syndrome. *PLoS One*. 2014 Nov21;9(11):e113605. Forsythe CE, Phinney SD, Feinman RD, et al. Limited effect of dietary saturated fat on plasma saturated fat in the context of a low carbohydrate diet. *Lipids*. 2010 Oct;45(10): 947-62.
13. Volk BM, Kunces LJ, Freidenreich DJ, et al. Effects of step-wise increases in dietary carbohydrate on circulating saturated fatty acids and palmitoleic acid in adults with metabolic syndrome. *PLoS One*. 2014 Nov21;9(11):e113605.

和脂肪酸がコレステロール値を上げるため、脂質の摂取が心臓病の原因になるというものだった。筋が通っているように思えるが、体は複雑で、こんな単純すぎる結論ではとても説明できない。すべての科学者と関連業界は、間違った仮定にもとづく誤った考えにのめり込んできた。

この章では、こうした2つの説がどのようにして科学業界で受け入れられるようになったか、そして、なぜこれらが間違っているのかを検討したい。

食事は遺伝子発現のオンオフを司る

生物学（特に人類生物学）は限りなく複雑である。環境の影響を受けてダイナミックに変わる遺伝子・ホルモン・生化学の反応が絡み合っている。そして食物は、私たちが体と呼ぶ複雑なシステムの最大の「環境」調整物質だ。**食物は単なるカロリーではなく、一口食べるたびに私たちの遺伝子、ホルモン、免疫系、脳内化学物質、さらには腸内細菌叢《そう》に根底から影響を与える情報**である。

だが、食物に関する混乱を招く、もっと大きな要因がある。それは、栄養研究が一筋縄ではいかないことだ。私たちはどのようにして今の知識を得たのだろうか？ また、何が

14. Richelsen B. Sugar-sweetened beverages and cardio-metabolic disease risks. *Curr Opin Clin Nutr Metab Care.* 2013 Jul;16 (4) : 478–84.
15. Ameer F, Scandiuzzi L, Hasnain S, Kalbacher H, Zaidi N. De novo lipogenesis in health and disease. *Metabolism.* 2014 Jul;63 (7) : 895–902.
16. Barclay AW, Petocz P, McMillan-Price J, et al. Glycemic index, glycemic load, and chronic disease risk—a meta-analysis of observational studies. *Am J Clin Nutr.* 2008 Mar;87 (3) : 627–37. Review.

正確であるかをどうやって決めることができるのだろうか？

まず心得ておきたいのは、すべてのエビデンス、すべての研究が平等に創り出されているとは限らないということだ。若き医学生で医師であった私は、科学の絶対確実性を信じていた。科学は客観的で偏見に左右されず、私たちの問いに明快な解答を与えてくれた。ところが時がたつにつれて、私はデータを注意深く分析することを学び、実際にどんな質問がなされ、どのような意図で研究が実施され、それがうまくいったのかどうかを知るために、研究を詳細に分析して、手法と実際のデータを検討するようになった。さらに利益相反の有無を明らかにするために、研究資金の提供者を徹底的に調査した。

　スタンフォード大学予防研究センターのジョン・イオアニディス博士は、ほとんどの栄養研究の信頼性に異議を唱えた。**集団の食事の調査から結論を出す研究の大半は誤りであることが、その後の実験的研究で立証された**のである。イオアニディス博士は「その後のランダム化比較試験で、観察研究の主張の検証を行ったが、成績が芳しくないこと（ある再検証では０―52の成功率）、そして間違いがいつまでも続いていることへの批判が集中した」[1]と述べている。これらの概念や仮説を実際のヒトへの実験で試すと、52の集団（観察）研究のうち、摂取すべき食品について元の考えが正しいと証明されたのは、０だった

17. Castro-Quezada I, Sánchez-Villegas A, Estruch R, et al; PREDIMED Study Investigators. A high dietary glycemic index increases total mortality in a Mediterranean population at high cardiovascular risk. *PLoS One*. 2014 Sep 24;9 (9) :e107968.

のだ！

本当に信頼できる医学的根拠

研究にはさまざまなタイプがあり（たとえば、観察研究 対 ランダム化比較試験対動物実験）、それぞれのタイプから導き出される結論は異なる。因果関係を証明するものもあれば、関連性だけを示すものもある。各タイプの研究にはそれぞれプラスとマイナスがあり、どれかひとつの研究から確定的な結論を下すことはできない。**すべてのエビデンスの重みと、各タイプの研究がどのように行われたかを検討することが重要**である。たとえば、それは被験者に一定の食事をとるように依頼し、それを期待する研究だったのだろうか？ それとも、こっそりとアイスクリームを食べないように、自宅で食べる食品を研究者たちが供給したのだろうか？ 摂取すべき食物に関するアドバイスと指針を参加者に与えるだけの臨床試験はまた、被験者を長期間病院に収容して、すべての食べ物を提供して直接代謝を測定する「代謝病棟研究」とまったく違う。

どんな集団を研究対象にしたかを知ることも大切だ。皆が体重82キロの白人男性だったのだろうか？ それとも、アフリカ系アメリカ人の女性、あるいはアジア系の子どもだっ

1. Ioannidis JPA. Implausible results in human nutrition research. *BMJ.* 2013;347:f6698.

たのだろうか？　遺伝的特徴の異なる集団がどのように違った食事に反応するかには、大変な違いがある。研究がひとつの集団への効果を示しても、それは他の集団には当てはまらないかもしれない。

もうひとつの問題は、大半の栄養研究が大規模な集団研究に頼り、それらの食事パターンはほとんどが食事アンケートや1日の食事の記憶によるものだったことである。この1週間、あるいは1カ月の間に食べたありとあらゆる物を本当に覚えているだろうか？　そして、その食事アンケートの内容は過去5年、いや30年の間に食べた物をどのくらい表しているだろうか？　その時々に推奨されていることによって、被験者が自分の食習慣を過少報告、あるいは水増し報告することが多い、と研究で詳しく説明されている。たとえば、肉食が体に悪いと思っていれば、おそらく実際に食べた肉の量を過少報告するだろう。

これ以外にも、考慮すべきことがある。誰がその研究の資金を提供しているのだろうか？

利益相反はないのか？　たいていの医師が認めるように、科学はビジネスの対象になっている。研究者の仕事には資金が必要であり、多額の費用（この場合は何百万ドル）がかかることが多い。一般に資金源はふたつあり、米国国立衛生研究所（ＮＩＨ）を通じて資金提供する政府、そして民間産業（この場合は大手製薬会社、または食品産業）である。ある研究の資金が食品会社から提供されている場合、その会社の製品に対して肯定的な研究結果を出す可能性が8倍になることがわかっている。[2] 全国酪農協議会（National Dairy Council）が牛乳に関する研究に資金提供すれば、牛乳が健康に良いという結果が出る可能性が高い。また、コカ・コーラがソフトドリンクの研究に資金を出していると、ソフトドリンクは肥満や病気と無関係であるという結果が出そうだ。このような事例では、客観的で透明性の高い研究を見いだすのは至難のわざである。なぜなら、**研究は特定の結果またはデータの選択を示すことを目的としており、望ましい影響を得るために強調点が「作り出される」**からだ。

実際の実験ではない集団研究で、問題になる要素を探り出すのは非常に難しい。たとえば、アジア人がアジアから米国に移住すると、肉を食べる量が多くなり、心臓病とがんを患う人が多くなるが、彼らは肉よりずっと多くの糖類を摂っている。ということは、肉が原因なのだろうか、それとも糖類が原因なのだろうか？ こうしたタイプの集団研究は、因果関係ではなく相関関係を示せるだけである。だが、メディアと消費者は研究結果を拡大解釈し、福音のように受けとめる。

2. Lesser LI, Ebbeling CB, Goozner M, Wypij D, Ludwig DS. Relationship between funding source and conclusion among nutrition-related scientific articles. *PLoS Med.* 2007 Jan;4(1):e5.

実験的栄養研究の多くでは、被験者数がほんのわずかであり、確固たる結論を下すのが難しい。さらに悪いことに、比較のために用いる食事は（対照群）、理想的な代替食ではない。ポテトチップ、コカ・コーラ、ベーグル、パスタといった有害なヴィーガン食を、健康に良い野菜、オリーブオイル、ナッツ、グラスフェッドの肉といった高脂質の自然食と比べてもあまり役に立たないし、フィードロット肉（「フィードロット」は家畜を肥育するための飼育場）やトランス脂肪酸の多い食品を含み、新鮮な野菜や果物を含まない食事を、野菜中心の低ＧＩ自然食品やヴィーガン食と比べても役立たない。

ではどうすれば、矛盾が多く紛らわしい情報の意味を理解し、栄養科学の不必要な分極化から逃れ、理想的な体重と最適な健康を実現する方法を見つけられるのだろうか？　あなたはパズルのようにすべての断片をつなぎ合わせ、あらゆる潜在的な問題と対立を考慮し、そのデータが示唆するストーリーに注目しなければならない。

個々の栄養素に注目してはいけない

本書で私は、健康に良い行動を妨げる固定観念や神話の誤りを暴くつもりだ。栄養について混乱が生じるのは、いわゆる栄養主義の影響もある。栄養主義とは、食事の成分をビタミンや特定の脂質などの栄養素に分析し、これらの栄養素を個別に調べる科学である。

この方法は、特定の経路や病気に狙いを絞った単一分子が存在する薬剤の研究に役立つが、個々の栄養素の研究には役立たない。それは、私たちが食べるのは食べ物であり、ひとつの栄養素ではないからだ。ヒトが摂取する食べ物には何十もの成分、さまざまなタイプの脂質、タンパク質、炭水化物、ビタミン、ミネラル、植物栄養素などが含まれていることが多い。

たとえば、「一価不飽和脂肪酸」と見なされているオリーブオイルにはまた、飽和脂肪酸が約20%、多価不飽和オメガ6脂肪酸が約20%含まれ、オメガ3脂肪酸も少し含まれている。牛肉にもさまざまなタイプの脂肪が含まれている。栄養学の分野では、個々の栄養素に焦点を当てることから、食事パターン、自然食品、複雑な食物の組み合わせ、つまり実際の食事法に注目することへと転換が起こりつつある。

脂質は悪者ではない

カロリー、体重、代謝について理解する際にまず、ふたつの矛盾する考えがあった。ひとつ目は、体内ではすべてのカロリーが同じ使われ方をするというものだ。これは、単純な物理現象にもとづいていた。つまり、実験室で炭酸飲料やオリーブオイルの100キロカロリーを燃焼させると、まったく同じ量のエネルギーが放出されるというわけだ。

しかし、これを人間の生理に当てはめて論理的に考えてみよう。そのカロリー源にかかわらず、体重に同じ影響がもたらされるだろうか？　私たちは、体重の調節が単なる摂取カロリーと消費カロリーの問題だと絶えず聞かされている。**食べる量を減らしてもっと運動するだけで体重が減るという説はエネルギーバランス仮説と呼ばれ、自明の根本的真理のように思えるが、誤り**であることがわかっている。

体重維持のための摂取カロリーと消費カロリーの公式は学問の世界と政府の政策に組み込まれ、カロリー計算が重視されることになった。最新の食品表示規制もカロリーを重視し、ラベルに太字で大きく表示することが求められている。すべてのカロリーが同等で、脂質には炭水化物やタンパク質の2倍のカロリーが含まれる（1グラム当たり9キロカロリー 対 1グラム当たり4キロカロリー）とすると、カロリーを減らすには脂質を減らすのが一番良いというのは理にかなっている。バターは高エネルギーなので、バターを食べるよりパンとパスタを食べるほうがたくさん食べることができる、私はそう教えられ、新しい研究がこの考えを覆すまでそれを信じていた。

当然ながら、エネルギーバランス仮説には、意志の力が減量のカギであり、やるべきことはカロリー制限と運動量を増やすことだけだという意味が込められている。この偏った考えの論理的な結論はこうなる――あなたが太り過ぎなら、それはきっと、あなたが怠け者の大食家で、運動しないで食べることが大好きだからだ。

しかし、この考え方は誤りであることが実証されたのである。

1カロリーは、すべてが同じ1カロリーではない

食物を食べる場合、すべての1カロリーが同じ1カロリーではないことを示す新しい研究は、世間一般の通念とは相いれない。真空中か実験室の中では、すべての食べ物――ココナッツオイルでもハチミツでも――のカロリーを燃焼させると、同じ量のエネルギーを放出する。

しかし「ヒトの体の中」は「実験室」の中とは異なる。その食べ物を食べると、それは体内を通過しなければならず、ホルモン、脳内化学物質、代謝にまったく異なる影響を与

える。

脂質のカロリーは糖質のカロリーとは燃焼の仕方が異なり、脂質のカロリーは代謝を促進する。脂質は燃焼される必要があり、インスリン――脂肪蓄積ホルモン――を急上昇させないので、簡単には蓄積されない。脂質は脳内で食欲を抑えるように作用し、1日に食べる全体量が減る。

一方、糖質や炭水化物のカロリーは正反対に作用し、インスリンを急上昇させて脂肪の蓄積を促し、病気のもとになる危険な内臓脂肪として急速に蓄えられる。そして代謝を遅くして、空腹感と異常な食欲をもたらす。こうした考え方は、膨大な科学的研究によって支持されている。

この体重増加に関するホルモンまたは代謝の仮説は、体重の増減を左右するのは摂取する食物の構成と質（そして食物が誘発するホルモンと生化学）であるという考え方を裏付けている。つまり代謝のスイッチを制御するのは、どれだけ食べるかではなく、何を食べるかなのだ。食べ物に固有の情報――それが含むメッセージと命令――が代謝を促す。繰り返すが、炭水化物は体を脂肪の蓄積へと向かわせ（同化作用）[3]、一方、脂質は体を脂肪の燃焼へと向かわせる。

---

3. Schoeller DA. The energy balance equation: looking back and looking forward are two very different views. *Nutr Rev.* 2009 May;67 (5) : 249-54.
4. Pennington AW. A reorientation on obesity. *N Engl J Med.* 1953 Jun 4;248 (23) : 959-64.
5. Lewis SB, Wallin JD, Kane JP, Gerich JE. Effect of diet composition on metabolic adaptations to hypocaloric nutrition: comparison of high carbohydrate and high fat isocaloric diets. *Am J Clin Nutr.* 1977 Feb;30 (2) : 160-70.

食べる量を減らしてカロリーを摂取しないようにしても、炭水化物や糖を摂りすぎるとインスリンの分泌を促し、肝臓の脂質生産工場と体の脂質蓄積システムを稼働させて、あなたは太ることになる。しかし、食事中の脂質はインスリンを上昇させないので、内臓脂肪などの体脂肪を蓄積することもない。

1953年、医学情報誌『ニューイングランド・ジャーナル・オブ・メディスン』の「肥満に関する再教育」と題する報告の中で、アルフレッド・ペニントン博士は「肥満は炭水化物のホルモン作用によって引き起こされ、炭水化物の制限によって治療できるので、脂質やタンパク質について心配する必要はない」と主張した。[4] それは、体重制限がカロリーの摂取と消費だけの問題であるという考え方との完全な決別だった。

1977年、『アメリカン・ジャーナル・オブ・クリニカル・ニュートリション（米国臨床栄養学会誌）』に掲載された研究により、摂取カロリーが同一であっても、食事の組成（高炭水化物・低脂質、あるいは高脂質・低炭水化物）によって、人体の生理への影響はまったく異なることが明らかになった。この研究では、10人の肥満者を病院の代謝病棟に収容し、その食事を厳重に管理した。研究の被験者は少数だったが、こうした代謝病棟研究では食物摂取量とエネルギー消費量が注意深く測定されたので、実際的な価値があっ

6. Willett WC. Dietary fat is not a major determinant of body fat. *Am J Med.* 2002;113(9B): 47S–59S. Willett W. Dietary fat intake and the risk of coronary heart disease in women. N Engl J Med. 1997;337: 1491–99.
7. Feinman RD, Pogozelski WK, Astrup A, et al. Dietary carbohydrate restriction as the first approach in diabetes management: critical review and evidence base. *Nutrition.* 2015 Jan;31(1): 1–13.
8. Create your plate. American Diabetes Association. http://www.diabetes.org/food-and-fitness/food/planning-meals/create-your-plate/?loc=ff-slabnav. Updated October 19, 2015.

た。2週間にわたって、被験者たちは炭水化物が70％、タンパク質が20％、脂質が10％の高炭水化物食を摂った。その後、7日間休んでから、被験者の食事は脂質が70％、タンパク質が20％、炭水化物が10％の食事に切り替えられた。被験者の総カロリー摂取量は同じだったが、高炭水化物食よりも高脂質食を摂っているときのほうが体重は減少し、血糖、インスリン濃度、トリグリセリド、コレステロールが格段に下がった。[5]

2002年、ハーバード大学公衆衛生大学院のウォルター・ウィレット博士は、脂質と肥満（脂質と心臓病に加えて）に関するすべての研究を集約し、関連性はないと判断した。彼は「高脂質の食事が今日のアメリカ社会における肥満のまん延の主因だとは考えられない。脂質を減らしても解決にはならない」[6]と述べている。

低脂質食は肥満と糖尿病のもと

米国糖尿病学会（ADA）は長年、2型糖尿病のための高炭水化物減量法を推奨していたが、最近は炭水化物の摂取制限をすすめるようになった。しかし、より高脂質の食事（最大70％の脂質）と炭水化物制限を組み合わせると、2型糖尿病の治療と改善に非常に

9. Fagherazzi G, Vilier A, Saes Sartorelli D, Lajous M, Balkau B, Clavel-Chapelon F. Consumption of artificially and sugar-sweetened beverages and incident type 2 diabetes in the Etude Epidemiologique auprès des femmes de la Mutuelle Générale de l'Education Nationale—European Prospective Investigation into Cancer and Nutrition cohort. *Am J Clin Nutr.* 2013 Mar;97 (3) : 517–23.
10. Swithers SE. Artificial sweeteners produce the counterintuitive effect of inducing metabolic derangements. *Trends Endocrinol Metab.* 2013 Sep;24 (9) : 431–41.

効果的だという決定的エビデンスがあるにもかかわらず、[7] ADAはいまだに糖尿病患者に低脂質食をすすめている。[8] 私はADAの大会に参加したが、展示フロア全体に食品業界後援の大きなブースがいくつも設けられ、その中で減量用の低カロリーで人工甘味料入りの低脂肪製品を宣伝していた。人工甘味料は実は2型糖尿病と体重増加の原因となり、[9] 代謝を低下させ、空腹感を増し、[10] 腸内細菌叢を肥満や2型糖尿病を促進するように変えてしまうことがわかっているが、[11] ADA、糖尿病専門医、登録栄養士は今でもまだ人工甘味料を推奨している。そう、人工甘味料はあなたを太らせて糖尿病にするのだ！

「太る原因」はたったふたつ

現在、脂質が体重増加と心臓病の根本原因であることを示すエビデンスはなくなり、本当の原因である炭水化物と糖質に批判的な光を当てるエビデンスが増えつつある。 低脂質の時代は終焉に近づき、アメリカ政府の方針でさえ変わろうとしている。

２０１５年の「食生活指針」は、脂質の削減に関する見解をやわらげ、食事性コレステロール摂取の制限を正式に勧告から除いた。卵はふたたび食卓に戻り、専門職団体は見解

11. Suez J, Korem T, Zeevi D, et al. Artificial sweeteners induce glucose intolerance by altering the gut microbiota. *Nature.* 2014 Oct 9;514 (7521) : 181–86.

を撤回した。米国心臓協会と米国心臓病協会でさえ、低脂肪をすすめる声明を取り下げ、食事性コレステロールへの懸念はすべて忘れるように提言した。[12] 彼らはまだ飽和脂肪酸に注目しているが、多くの科学者は飽和脂肪酸が危険だとされている点に疑問を抱いている。[13]

12. Eckel RH, Jakicic JM, Ard JD, et al; American College of Cardiology/American Heart Association Task Force on Practice Guidelines. 2013 AHA/ACC guideline on lifestyle management to reduce cardiovascular risk: a report of the American College of Cardiology/American Heart Association Task Force on Practice Guidelines. *Circulation.* 2014;129: S76-S99.
13. Malhotra A. Saturated fat is not the major issue. *BMJ.* 2013;347:f6340.

PART 2

世界最先端の
脂質の基礎知識

——糖尿病、高血圧、がんを遠ざける

第3章

最新医学が導き出した、好きなだけ食べても太らない方法

どのような食べ物から摂取したものであっても、すべてのカロリーが体重と代謝に与える影響は同じだというのは、今日の医学界に根強く残っている神話である。実際には食品が違えば、遺伝子の発現、ホルモン、脳内の化学作用、免疫系、代謝、さらには腸内細菌叢に異なる影響を与えるのである。

食べ物はただのエネルギー源、カロリー源ではなく、情報である。食べ物には体のあらゆる生理機能に影響を与える指示が含まれている。すべてを制御するのだ。食べ物は遺伝

子の発現に影響し（どの遺伝子が病気を引き起こすか、あるいは予防するかを決め）、ホルモン、脳内の化学作用、免疫系、腸内細菌叢、さまざまなレベルの代謝に影響を与える。それは一口食べるごとにリアルタイムですばやく作用する。これは**ニュートリゲノミクス（遺伝子中のタンパク質・代謝物などを解析して、食品が体に与える影響を研究する手法）**の画期的な科学によって解明されている。

脂質から摂るカロリーのほうが減量と代謝の改善に有効であることを確認する科学者がますます増えている。米国国立衛生研究所（NIH）のケヴィン・ホールは、すべての食事量・運動量・カロリー消費量を注意深く測定する代謝病棟において、脂質によるカロリー摂取量を増やした人は（同量のカロリーを炭水化物から摂った場合に比べて）、1日に100キロカロリー以上余分に燃焼させたことを見いだした。1年の間にそれは4・5キロの減量をもたらす。ホールはまた、脳画像と脳機能の研究で、脂質の摂取量を増やすと空腹中枢が抑制されると報告している。[1] 食物摂取・味の好み・代謝を制御する上では、脳が最も重要だと思われる。そして食事中の脂質は、カロリーの燃焼プロセス全体にプラスの影響を与えるのだ。

1. Hall KD, Hammond RA, Rahmandad H. Dynamic interplay among homeostatic, hedonic, and cognitive feedback circuits regulating body weight. *Am J Public Health.* 2014 Jul;104(7): 1169–75.

おなかいっぱい食べても太らない

たいていの人は食べすぎるから太ると思い込んでいる。もっともな推論に思えるだろうが、ハーバード大学教授、デイヴィッド・ルートヴィヒは『ジャーナル・オブ・ジ・アメリカン・メディカル・アソシエーション』誌に掲載された才気あふれる論文で、肥満と代謝に関するまったく異なる考えを主張した。

彼はさりげなく、私たちが逆の考え方をしていると言う。あなたが太るのは、食べる量が増えて運動不足になるからではなく、太っているために食べる量が増えて運動不足になるからである。要するに脂肪細胞が「空腹感をもたらし」、過食することになる。ルートヴィヒは著書『Always Hungry?（いつもおなかが空いてるって？）』の中で、このプロセスを詳しく説明している。太り過ぎると、ホルモンと脳内化学物質によって空腹感と疲労感が生じるのだ。[2]

これは、体重増加の原因についての考え方を根底から覆し、減量のために推奨されていることを何もかも否定している。ルートヴィヒ博士は、カロリーと量のことばかり考えず、体が本来の能力を発揮して空腹感・活動・代謝・体重を調節できるように、食事の質と構成（タンパク質、脂質、炭水化物の量と種類）を重視することをすすめている。意志

2. Taubes G. The science of obesity: what do we really know about what makes us fat? An essay by Gary Taubes. *BMJ*. 2013 Apr 15;346:f1050.

の力に頼るのではなく、科学を用いて空腹感をなくし、エネルギーを高め、代謝をスピードアップさせよう！

さて、あなたの体内ではどんなことが起こるのだろうか。

まず、カロリーを制限して運動を増やすと、体は飢餓状態にあると認識するように作られている。そうなると疲れを感じ（それによって動きを減らしてエネルギーを節約し）、おなかが空き（そのために食べる量が増え）、代謝が遅くなる（だから死ぬことはない！）。この**「食べる量を減らしてもっと運動する」方式はたいていうまくいかない。**もちろん、短期間ならうまくいくことがあるが、減量してその体重を1年間維持できる人は10％未満だ。[3] 十中八九リバウンドして、元の体重に戻ってしまう。

第二に、**炭水化物と糖質を摂ると、インスリンが急増して血糖値が下がる。**インスリンは、血流内で利用できる燃料の大半を脂肪細胞、特におなかの辺りの脂肪細胞すなわち、おなか周りの内臓脂肪に変える。すると、**体は燃料不足に陥り、脳を刺激して食欲を起こさせる。**[4][5] 脂肪組織に1年分のエネルギーをため込むことができても、飢えているような気がするのだ。

この悪循環を断ち切る唯一の方法は、脂質をたくさん摂って、精製炭水化物と糖質の摂取をやめることである。高脂質・低炭水化物の食事をとれば新陳代謝が良くなり、減量し

3. Kraschnewski JL, Boan J, Esposito J, et al. Long-term weight loss maintenance in the United States. *Int J Obes* (Lond). 2010 Nov;34 (11): 1644–54.
4. Luo S, Romero A, Adam TC, Hu HH, Monterosso J, Page KA. Abdominal fat is associated with a greater brain reward response to high-calorie food cues in Hispanic women. *Obesity* (Silver Spring). 2013 Oct;21 (10): 2029–36.
5. Page KA, Seo D, Belfort-DeAguiar R, et al. Circulating glucose levels modulate neural control of desire for high calorie foods in humans. *J Clin Invest.* 2011 Oct;121 (10): 4161–69.

た体重を維持できる。

体重が上下するのはなぜか

脂肪細胞はなぜ脂質を蓄えるのだろうか？　なぜそれは脂質を放出して燃焼させるのだろうか？

私たちは体が体重を調節する仕組みを今なお学んでいる。機能性医学（1990年にアメリカのジェフリー・ブランド博士によって提唱された「最先端科学と医学を融合した、生活習慣病や慢性病の治療法」）の核となるのは、生化学的・遺伝的個性の概念である。この概念は特に体重に関連している。体重増加の原因はひとつではない。多種多様な食べ物――脂質や炭水化物やタンパク質――に対する反応の仕方は人さまざまである。いまだにすべての疑問に対する答えが出ているわけではないが、全体像を描くための「点」は十分あるので、私たちは大半の人の役に立つ基本的な提言を行うことができる。

脂肪細胞はアディポサイトとして知られる。脂肪細胞は、体重に関係するほぼすべてを制御するあらゆる分子を活発に生成し、心臓病、がん、認知症を促進するように働く。

意外なことに脂肪細胞は、実のところ、甲状腺や卵巣や精巣と同じように多くのホルモンを造る内分泌細胞である。脂肪組織は白血球（マクロファージ）を含むので、免疫系の一部でもあり、**アディポサイトカインという炎症性化学伝達物質**を産生する。内臓脂肪などの体脂肪は、神経伝達物質――脳の化学伝達物質――の影響を受けるとともに制御する。脂肪細胞は貯蔵器官で、（飢餓状態や低血糖により）供給が減った場合に蓄積したエネルギーを提供する。脂肪細胞は、食事中の炭水化物から脂質を生成することもできる。活動的な脂肪の小球は、常に全身――胃、膵臓《すいぞう》、脳、ホルモン、肝臓など――とメッセージを伝え合うが、この複雑に絡み合った相互作用とフィードバックは混乱に陥りやすい。

しかし、一番重要だと断言できること、つまりいくつかの事実から全体像を導き出すというストーリーの最後の事実は、**脂肪細胞の生理作用のほとんどが食べる物の質と種類によって制御される**ということだ。そしてこのために、「内臓脂肪を落とす食事」実践編のような**高脂質・低炭水化物（低GI）・高繊維質の自然食が、多くの人に有効**なのである。

カロリーを気にすると太る？

減量のための低炭水化物・高脂質食について多数の研究が行われ、多くの報告がなされているが、その結論は明らかなように思える――高炭水化物・低脂質食より低炭水化物・高脂質食のほうが効果的ということだ。ここで、なぜ、どのようにして、私がその結論にたどり着いたかを明確にするために、低脂質食と高脂質食を比べる重要な研究をいくつか検討してみよう。

2007年に『ジャーナル・オブ・ジ・アメリカン・メディカル・アソシエーション』誌に掲載されたA to Z減量研究[6]は、太り過ぎだが糖尿病ではない閉経後の女性311人を12カ月にわたって観察した研究で、高脂質摂取群がすべての面で断然良い結果を出した。彼女たちの体重減少量は他の群の2倍で、すべての心血管系危険因子は改善された。コレステロール・プロファイルは「悪い」から「良い」に変わり、トリグリセリド値は下がり、HDLコレステロール値は上がり、HDLコレステロールに対する総コレステロールの割合（一番の心臓発作予測因子）は低下した。LDLコレステロールの値は少し上がったが、濃厚で危険な小粒子から軽く密度の低い粒子に変わった――つまり、総LDLコレステロール値は上がったが、そのコレステロールは心臓発作を引き起こすようなタイプではなかったのだ。**高脂質食にすると、血圧、インスリン値とインスリン抵抗性、血糖値がすべて改善された。**

---

6. Gardner CD, Kiazand A, Alhassan S, et al. Comparison of the Atkins, Zone, Ornish, and LEARN diets for change in weight and related risk factors among overweight premenopausal women: the A TO Z Weight Loss Study: a randomized trial. *JAMA.* 2007 Mar 7;297 (9) : 969-77.
7. Shai I, Schwarzfuchs D, Henkin Y, et al. Weight loss with a low-carbohydrate, Mediterranean, or low-fat diet. *N Engl J Med.* 2008 Jul 17;359 (3) : 229-41.

もう1つの重要な研究、DIRECT試験は、2008年に『ニュー・イングランド・ジャーナル・オブ・メディスン』誌に発表され[7]、中等度肥満の322人を調べ、各群に低脂質のカロリー制限食、地中海食、カロリー制限食、あるいは低炭水化物・高脂質のカロリー無制限食を摂ってもらった。そうしたらどうなったのか？　**カロリーのことは心配せずに脂質を最も多く摂るように要求された群では、体重減少が他の群より66％多かった。**さらに驚いたことに、HDLコレステロールに対する総コレステロールの割合は、高脂質群では20％下がったが、低脂質群では12％しか下がらなかった。また高脂質群では、HDLコレステロール、トリグリセリド、インスリンとグルコース、炎症、さらには脂肪肝の改善の面で大幅に良い結果が得られた。

ディオゲネス・プロジェクトでは、**低炭水化物・高タンパク質食が減量維持に効果的であることが見いだされた。**[8]そして、低炭水化物・高脂質食の他の研究[9]と大規模検証はすべて、その食事が減量[10]と心血管系の健康[11]により有効であることを示している。

『ランセット』誌に発表されたデイヴィッド・ルートヴィヒ博士の非常に重要な研究は、高GI食と低GI食のラットの代謝への影響を比較している[12]。彼は、食事のカロリーがまったく同じでも、食事構成の変化（高GIにするか、タンパク質・脂質・炭水化物の割

8. Larsen TM, Dalskov SM, van Baak M, et al; Diet, Obesity, and Genes (Diogenes) Project. Diets with high or low protein content and glycemic index for weight-loss maintenance. *N Engl J Med.* 2010 Nov 25;363(22):2102–13.
9. Yancy WS Jr, Olsen MK, Guyton JR, Bakst RP, Westman EC. A low-carbohydrate, ketogenic diet versus a low-fat diet to treat obesity and hyperlipidemia: a randomized, controlled trial. *Ann Intern Med.* 2004 May 18;140(10):769–77.

合を変えること）が遺伝的に正常な動物の肥満をもたらすことを発見した。彼はラットの各群に、同じ体重を維持できる量の餌を与えた。すると**高ＧＩの餌（糖質と精製炭水化物の多い餌）を与えられたラットは、同じカロリー量でも体重が増えた。**実際に、それらのラットの体脂肪（ほとんどは内臓脂肪）増加量は、高脂質の餌を与えられたラットより70％多く、筋肉量は少なく、空腹感が強く、インスリン値が高く、心血管系危険因子も多くなっていた。

ケトン食（超低炭水化物・超高脂質）の餌を与えられたラットに関する別の研究でも、カロリー量がまったく同じで高炭水化物の餌を与えられたラットに比べて、体重減少量が多いことがわかった[13]。脂肪の燃焼を高めて内臓脂肪の蓄積を減らす遺伝子がすべて活性化されたのだ。**高脂質の餌を与えられたラットでは、カロリーの燃焼とエネルギー消費が高まり、糖尿病予備軍が改善した。**

ヒトを対象とする複数の実験でも、**高脂質食を摂った人は大幅に代謝が速くなった。**低脂質・高炭水化物食は食べ物のエネルギーをすべて細胞に送り込み（インスリン分泌の急増による）、代謝を遅らせた。それと同じカロリー量を摂取しても、高脂質食摂取群のほうが代謝は速かった[14]。つまり高脂質食摂取群では、テレビ鑑賞時や睡眠中でも代謝が良く

---

10. Hession M, Rolland C, Kulkarni U, Wise A, Broom J. Systematic review of randomized controlled trials of low-carbohydrate vs. low-fat/ low-calorie diets in the management of obesity and its comorbidities. *Obes Rev.* 2009 Jan;10 (1) : 36–50.
11. Santos FL, Esteves SS, da Costa Pereira A, Yancy WS Jr, Nunes JP. Systematic review and meta-analysis of clinical trials of the effects of low carbohydrate diets on cardiovascular risk factors. *Obes Rev.* 2012 Nov;13 (11) : 1048–66.

なっていたのである。

ルートヴィヒ博士と同僚たちが行った、ヒトを対象とする別の研究でも、制御された食事摂取環境における高脂質・低炭水化物食と高炭水化物・低脂質食の比較を行い、同様の結果を出している。[15] これは「クロスオーバー試験（交差試験）」だった。被験者たちは研究の前半で高脂質・低炭水化物・低ＧＩ食を摂り、後半で低脂質・高炭水化物・高ＧＩ食を摂った。一方、別の被験者群は適量の脂質が含まれる食事をした。これによって研究者たちは、さまざまな食事が個々人の代謝に与える影響を検討することができたのである。

低脂質・高ＧＩ食には炭水化物が60％、タンパク質が20％、脂質が20％含まれていたが、低ＧＩ・高脂質食には脂質が60％、炭水化物が10％、タンパク質が30％含まれていた。カロリー含有量は、どちらの食事も同じだった。最終的に、高脂質食群は低脂質食群より１日につき３００キロカロリー余分に燃焼させた。高脂質食群ではまた、コレステロール値、１型プラスミノーゲン活性化抑制因子ＰＡＩ－１（血栓と心臓発作の可能性を示す）、インスリン抵抗性の大幅な改善が見られた。

科学の世界には多くの偏見がある。しかし、研究者、専門家、患者、介護者などの独立系世界的ネットワーク、コクラン共同計画は、低ＧＩ食（普通は高脂質）の再検討を行っ

12. Pawlak DB, Kushner JA, Ludwig DS. Effects of dietary glycaemic index onadiposity, glucose homoeostasis, and plasma lipids in animals. *Lancet.* 2004 Aug 28–Sep 3;364 (9436) : 778–85.
13. Kennedy AR, Pissios P, Otu H, et al. A high-fat, ketogenic diet induces a unique metabolic state in mice. *Am J Physiol Endocrinol Metab.* 2007 Jun;292 (6) : E1724–39.
14. Walsh CO, Ebbeling CB, Swain JF, Markowitz RL, Feldman HA, Ludwig DS. Effects of diet composition on postprandial energy availability during weight loss maintenance. *PLoS One.* 2013;8 (3) .

て、[16]低GI・高脂質食は低脂質・低カロリー食に比べて、減量と健康にずっと良い結果をもたらすと結論づけた。彼らは健康に関心があり、企業からの資金援助や政府との関係のない民間人である。さらに、低脂質食より高脂質食のほうが減量に効果があると証明して過去の誤りにとどめを刺したのは、ハーバード大学の研究者たちが53件の1年以上にわたるランダム化比較試験を再検討したレビューである。高脂質・低炭水化物食を低脂質食と直接比較した結果、高脂質・低炭水化物食のほうがはるかに減量効果が高いことが判明した。[17]

低脂質食を摂るほど、体に悪いものを食べたくなる

低カロリー・低脂質・高炭水化物食を摂ると食欲が増し、[18]高カロリー・高炭水化物の食物を食べたくなる。[19]炭水化物の多い食べ物を食べると、炭水化物をもっと食べたくてたまらなくなるのだ。

興味深いのは、高炭水化物・低脂質食を摂ることにより、太る（そしてあの怠惰をもたらす貪欲な脂肪細胞を多量に蓄積する）前から代謝が大きく変化することである。こうし

---

15. Ebbeling CB, Swain JF, Feldman HA, et al. Effects of dietary composition on energy expenditure during weight-loss maintenance. *JAMA.* 2012 Jun 27;307 (24): 2627-34.
16. Thomas DE, Elliott EJ, Baur L. Low glycaemic index or low glycaemic load diets for overweight and obesity. *Cochrane Database Syst Rev.* 2007 Jul 18; (3).
17. Tobias DK, Chen M, Manson JE, Ludwig DS, Willett W, Hu FB. Effect of low-fat diet interventions versus other diet interventions on long-term weight change in adults: a systematic review and meta-analysis. *Lancet Diabetes Endocrinol.* 2015 Dec;3 (12):968-79.

た腹部脂肪細胞の変化がきっかけとなり、体重増加の全プロセスが始まるのだ。体脂肪、特におなか周りの脂肪は単に、後日のためにカロリーを蓄える余計なお荷物ではない。体脂肪は、食欲の調整・カロリー燃焼速度の制御・体重の調節に欠かせない複雑な代謝組織である。

学童を対象にした独創的な実験で、科学者たちは、6年生の児童群に三角形に切ったチーズ1切れかポテトチップスを与えて、食行動に対する脂質と炭水化物の影響をテストした。児童は好きなだけ食べて良いと言われた[20]。実験が始まったとき、一般的な空腹評価基準によると、両群は同じくらい空腹だった。1グラム当たりのカロリー量が多いチーズのような高脂質食品の摂取量を増やすと太るという考えにもとづくと、チーズを食べる児童のほうがカロリーを多く摂取したはずだった。カロリーをたくさん摂れば（脂質は高カロリーなので）、体重が増える。しかし、生物学の複雑な世界ではそうはならない。炭水化物が過食を促すのなら、ポテトチップス群のカロリー摂取量のほうが多かったに違いない。では、実際にはどうなったのだろう？　**ポテトチップス群の児童はチーズ群の児童の3倍のカロリーを摂取していた**のだ！　その上、すでに太り過ぎだった児童のカロリー摂取量はもっと多かった。脂肪細胞は「おなかを空かせている」というさらなる証拠であ

---

18. Sumithran P, Proietto J. The defence of body weight: a physiological basis for weight regain after weight loss. *Clin Sci* (Lond). 2013 Feb;124(4): 231-41.
19. Ochner CN, Barrios DM, Lee CD, Pi-Sunyer FX. Biological mechanisms that promote weight regain following weight loss in obese humans. *Physiol Behav.* 2013 Aug 15;120: 106-13.
20. Wansink B, Shimizu M, Brumberg A. Association of nutrient-dense snack combinations with calories and vegetable intake. *Pediatrics.* 2013 Jan;131(1): 22-29. doi: 10.1542/peds. 2011-3895.

る。

チーズを野菜と一緒に食べさせると、児童の総カロリー摂取量はもっと少なくなった。これは、太り過ぎか肥満の児童の場合はさらに顕著だった。栄養価の高い食べ物を組み合わせて食べると、腹ぺこの脂肪細胞を抱えていても自然に摂取量が減ったのである。ここでカギとなるのが、栄養価の低い加工食品はカロリー含有量が多くてもあまり満足感を与えないが、栄養豊富な食物（本物の自然食品）は満足感を与えるということである。

これは、炭水化物摂取量が多い児童は食べる量が増え、全般的に空腹感が強かったことを示す、児童の炭水化物摂取に関する研究のレビュー結果と一致している。[21] **炭水化物をたくさん食べると、脂質を食べる場合より空腹感が強くなり、1日当たりの食物・カロリーの総摂取量が増える。**[22]

このように、科学的研究によって、脂質を摂るとやせて炭水化物を摂ると太るという明確な科学的根拠が示されている。

低脂質食の落とし穴

最近、米国国立衛生研究所（NIH）のケヴィン・ホールによる細胞代謝の研究が、

21. Rouhani MH, Kelishadi R, Hashemipour M, Esmaillzadeh A, Azadbakht L. Glycemic index, glycemic load and childhood obesity: a systematic review. *Adv Biomed Res.* 2014 Jan 24;3:47.
22. Ludwig DS. Dietary glycemic index and obesity. *J Nutr.* 2000 Feb;130(2S Suppl): 280S–283S. Review.

ニュースやネット上で話題になった。この研究は、低脂質食が低炭水化物食より減量に効果があることを完璧に証明しているように見えたが、それは誤りだった。この研究には、いくつかの現実的な問題とメディアのレポートが見逃していることがあった。検討すべき重要ポイントは次のようなものだ。

- これは非常に短期間（6日間だけ）の研究で、すべての食べ物が提供される代謝病棟に滞在している19人のみを対象に行われた。被験者は空腹感や食欲によって自分で食事を調整するのではなく、普通の日常体験にもとづく研究ではなかった。実生活ではなく、世間から隔離されたなかでの出来事を示していた。
- 低炭水化物食は実のところ、まったく低炭水化物ではなく、カロリーの29%は精製炭水化物を含む炭水化物からのものだった。本物の低炭水化物食とは、カロリーの10%未満が炭水化物由来のものを指す。
- この研究の低脂質食は、非常に脂質の量が少なく（カロリーの約7%）、実際に続けるのは無理だと思われる。
- 低炭水化物群では実際に体脂肪の燃焼が促進され、良い傾向を示した。一方、低脂質群でも体脂肪の減少量が多くなり、これも良い傾向のように思えたが、これは短期の研究であり、高脂質食に順応するには時間がかかることが他の研究で示唆されている。しかも、脂質と炭水化物を比較する他の長期研究により、高脂質食を摂るほうが減量できることがわかっている。

・セントラル・トライアルと呼ばれる低炭水化物・高脂質食に関する新しい大規模長期試験(6日間ではなく1年間)が現在(本書の執筆時)進行中である。[23] その予備データは、低炭水化物・高脂質食には低脂質食より大きな利点があったことを示している。高脂質食は身体組成を改善し(筋肉を増やして体脂肪を減らし)、脂肪肝を回復させ、危険な内臓脂肪を減らした。その研究では実際に一部の食物が提供されたので、被験者はその食事を続けることができたのである。

すべての科学的根拠と実生活での体験を検討すると、現実の世界に生きている生身の人間では、低炭水化物・高脂質食を摂ると満腹感を感じ、体重が減って代謝が速くなることが明らかである。

23. Ben-Gurion University of the Negev. Diet and Body Composition (CENTRAL). ClinicalTrials.gov.https://clinicaltrials.gov/ct2/show/NCT01530724. Updated September 29, 2015.
24. DeFronzo RA. The effect of insulin on renal sodium metabolism. A review with clinical implications. *Diabetologia.* 1981 Sep;21 (3): 165-71. Review.

体を「炭水化物燃焼」から「脂肪燃焼」に変える

炭水化物の摂取を控えると、インスリン値が低下する。インスリンは塩分（と水分）を保持するように働くため、その低下によって腎臓から塩分が排出される。[24] これが筋肉のけいれんを引き起こすことがある。最善の策は、毎日、食事にティースプーン1〜2杯の塩を加えることだ。さらに、カリウムの摂取も増やす必要がある（1日当たり約2グラム）――これは第12章（284ページ）で紹介する野菜と骨のスープから摂ることができる。

炭水化物の摂取を減らすと運動能力に影響を与えるのでは、と心配する人がいるかもしれない。多くのアスリートが、レース前にグリコーゲン（筋肉に蓄えられるブドウ糖）を補給するために、炭水化物を多く摂取する。しかし多数の研究によれば、いったん低炭水化物食に順応すると、持久性運動はまったく影響されない。短距離走やウェイトリフティングなどの無酸素性運動はグリコーゲンの貯蔵不足に影響される可能性があるが、280ページからの「内臓脂肪を落とす食事」実践編では、決められた量の炭水化物を摂ると、この問題を予防するのに十分なグリコーゲンの貯蔵を維持できる。低炭水化物・高脂質食に慣れ、炭水化物燃焼から脂肪燃焼に体を切り替えるには数週間かかるが、本書のプログラムに従えば、それを実現できる。

ただし、必ず十分な量のタンパク質――毎日、体重1キロ当たり1・5グラム、つまり標準的な人（アメリカ人成人を対象）なら約100～120グラム――を摂る必要がある。毎食タンパク質を摂ることで、筋肉が付くのだ。だが活動量や運動量が少ない場合は、摂りすぎたタンパク質が血流内で糖に変わることがあるため、あまり活動しないのなららタンパク質を減らす必要がある。これについては第12章（280ページ）で説明しよう。

第4章

内臓脂肪を劇的に減らす最高の脂質

脂質にはさまざまな種類があって、要因次第で体に良いものや悪いものがあり、最悪なものもある。

食べ物には多種多様な脂質が含まれていることが多い。たとえばバターには、飽和脂肪酸、オメガ3脂肪酸、オメガ6脂肪酸、一価不飽和脂肪酸が含まれている。ナッツのような高脂質の食品にはタンパク質および、または炭水化物も含まれ、それらは種々の脂質が体に与える影響に作用する。たとえば、飽和脂肪酸は炭水化物と一緒に摂ると体に悪いが、単独で摂取すればそれほど悪くはない。こう聞くと脂質の話は紛らわしいという意味がわかるはずだ。

誰もが話の一部だけに注目するので、聡明な科学者たちが、脂質に関してはまったく反対の意見を持つことがあるのだ。オメガ6植物油が健康に良いという人もいれば、死を招く食品だと言う人もいる。飽和脂肪酸のメリットを喧伝する人もいれば、危険だと断言する人もいる。だがこれらの矛盾した見解をじっくり検討して、肥満解消にも健康増進にも本当に効果的な食事とはどのようなものなのか、結論を出す方法がある。

質の良い食事が遺伝子に適切な指令を出す

ヒト生物学について考えるための新たなフレームワークがあり、それによって、すべてがお互いにどう関係しているかという全体的な話がわかる。私たちの栄養研究は、関連性は示唆するものの何も立証しない集団研究が大部分を占めていた。たとえば私が、セックスが赤ん坊の誕生につながるかどうかを検討する研究を企画するとして、50歳以上のカップルだけを対象にしたら、セックスは赤ん坊の誕生にほぼ、つながらないと結論づけることになる。栄養研究の多くはそんなやり方で行われている。だが、すべてを包括する理論があれば、データに意味を見いだすことができる。では、その理論とは何だろうか？

システム生物学では、環境・食事・遺伝的要因の動的な関係と相互作用がリアルタイムでマッピングされる。このアプローチを実際に応用した医療が機能性医学であり、その中核をなすのは、病気を促進するアンバランス——食事と環境と遺伝子の相互作用から生じるアンバランス——の根本的な原因への取り組みである。これは個別化医療であり、一人ひとりが遺伝的・生物化学的に唯一無二の存在だが、非常に適応力が高く、さまざまな環境で多種多様な食生活をしながら、種として繁栄してきたことを理解する医学だ。理想的な食事は文化によって大きな違いがあり、いろいろな好みに応じたものになるが、進化的・歴史的な観点から見て妥当な考え方に左右される。

科学によって、食べ物の健康への多元的な役割が見いだされている。**食べ物は単なるカロリーではなく、健康と疾患リスクのすべての面を速やかに制御するように指示する情報**である。私たちはそれぞれの環境の中で食べ物と共に進化してきた。そして食べ物によって、遺伝子発現、炎症、酸化ストレス（活性酸素によるダメージ——体内でさびが発生するようなもの）、ホルモン機能、免疫機能、腸内細菌叢バランス、解毒、代謝など、ありとあらゆる体内作用を調節している。歴史をたどって食事について考えれば、どんな食べ物を食べれば体に良いかがわかるだろう。

私たちの食事の「質」が最も重要である。本物の自然食品、新鮮で純粋な未加工食品

――こうした食品を食べることから始めよう。体重増加や肥満に影響する要因は食べ物以外にもある。遺伝的な要因、活動レベル、ストレスレベル、腸内細菌叢、環境有害物質、オビーソゲン（肥満の原因となる有害物質）などである。それらは病気にかかるリスクも左右し、さまざまな食べ物に対する反応まで変えてしまう。ただし、**体重と健康の最大の決定因子が食べ物であることは依然として真実だ。**

その上、調査によれば、世界中の伝統的文化において脂質はなくてはならない特別なものとして珍重されている。伝統文化では常に、脂肪たっぷりの動物の臓器が好まれた。北アメリカ大陸中部の平原地帯に住むネイティブアメリカンはバッファローを殺すと、最初に脂肪がたっぷり含まれた肝臓などの臓器を食べていた。

現代人の食事は、人類が狩猟採集を行っていた１万２０００～１万４０００年前の食事と比べると雲泥の差だ。

まずは農業革命と畜産の登場によって、伝統的な食べ物は穀物と乳製品に置き換えられたものの、すべての食べ物はまだ有機栽培や牧草飼育の自然食品だった。ところが産業革命のために、この１００年間の私たちの食事はそれ以前の１万年間に比べて大きく変化した。

産業革命がもたらしたのは、交配の増加と遺伝子組み換えによる農作物の遺伝子操作、動物を集約的に閉じ込めて飼育する集約畜産、穀物・植物油・シードオイルの精製、トランス脂肪酸と異性化糖の開発、野生の食べ物から摂っていたオメガ3脂肪酸の劇的な減少、精製されたオメガ6脂肪酸の増加、化学物質（殺虫剤、除草剤、肥料、抗生物質、ホルモン）の使用、そして土中の栄養の枯渇である。

産業革命以降、私たちの食事の質は驚くほど低下しているのだ。食べ物を単なるエネルギー・カロリー源と考えれば、何の問題もないだろうが、科学によってこの単純な考え方は否定され、すべての生体内作用における食べ物の役割への理解が深まっている。遺伝子の活性化・不活性化による調節から、ホルモンの調節、免疫伝達物質と神経伝達物質の生成、腸内細菌叢のバランス、さらには細胞と組織と臓器の構造と構成まで、さまざまな生体内作用に食べ物が影響を与えるのだ。

さあ、脂肪の世界を徹底的に探って、いろいろな種類の脂肪について理解していこう。そして、「食べるべき脂質」「食べてはいけない脂質」とは何なのか、そして、それらが体の仕組みにどのような影響を与えるのかを解明しよう。

良い脂質、悪い脂質、厄介な脂質

まずはじめに、そもそも脂肪とはいったい何だろうか？

脂肪は主にふたつのとらえ方ができる。まず、その化学構造によってとらえる。第2に、その生物学的な仕組みと健康に与える影響という観点からとらえる。マニアックな科学の話になるが、これを読めばすらすらわかるようになるので、第12章（280ページ）からの「内臓脂肪を落とす食事」実践編までの間、しばらく読み進めてほしい。

最初は化学の話だ。栄養学では「脂肪酸」と呼ばれる脂肪は、炭素と酸素と水素の原子が鎖状につながった物質で、その鎖の一端にカルボキシル基（炭素、水素、酸素の原子数がもっと多い）が付いている。

脂肪酸は、分子の中の二重結合の数と、鎖の中の炭素原子の数によって分類される。脂肪酸には短鎖脂肪酸、中鎖脂肪酸、そして長鎖脂肪酸がある。また、ひとつの二重結合を持つ脂肪酸（一価不飽和脂肪酸）、多くの二重結合を持つ脂肪酸（多価不飽和脂肪酸）、あるいは二重結合のない脂肪酸（飽和脂肪酸）がある。通常、3分子の脂肪酸が結合して、トリグリセリド（中性脂肪）という分子を形成する。トリグリセリドは主に肝臓で摂取し

脂肪酸の種類

		名称	炭素数：炭素の二重結合	炭素の二重結合が、何番目にあるか	例
飽和脂肪酸	短鎖（炭素数2・4・6）	酢酸	2:0		酢
		酪酸	4:0		バターなど
	中鎖（炭素数8・10・12）	カプリル酸	8:0		ココナッツオイル・パーム核油など
		カプリン酸	10:0		バター・母乳など
		ラウリン酸	12:0		ココナッツオイル・パーム核油など
	長鎖（炭素数14以上）	ミリスチン酸	14:0		ココナッツオイル・パーム核油など
		パルミチン酸	16:0		パーム油など
		ステアリン酸	18:0		ココアバター・牛脂など
不飽和脂肪酸		オレイン酸	18:1	9	サフラワー油・オリーブ油など
		リノール酸	18:2	6	大豆油・サラダ油など
		α−リノレン酸	18:3	3	えごま油・なたね油など
		γ−リノレン酸	18:3	6	月見草油・カシス種子油など
		アラキドン酸	20:4	6	鶏卵・ぶた肉など
		EPA	20:5	3	鯨・鮟鱇など
		DHA	22:6	3	鯨・鮟鱇など

注：炭素の二重結合が端から何番目にあるかによってオメガ3・6・9の種類が分かれます。

最近では、不飽和脂肪酸はω（オメガ）○系、またはn-○系という呼び方もされています。

中鎖脂肪酸と長鎖脂肪酸の炭素数に関する明確な定義がないため、長鎖脂肪酸が炭素数12～（ラウリン酸）もしくは14～（ミリスチン酸）とされる場合があります。

た炭水化物から生成される。

この多様な化学構造により、脂肪はさまざまな特性を持つようになる。たとえば、飽和脂肪酸はココナッツや、哺乳類などの温血動物の体内に含まれ、生きている動物の体内に存在しているときはやわらかいが、バターやラードのように、体外で室温に置くと固くなる。オメガ3脂肪酸は冷水魚（サケ科、サバ科などの脂の多い魚）や北極の魚に含まれ、室温では液体で、魚が冷たい水の中で泳いでいるときは液状である。

脂肪酸は、炎症・ホルモン・気分・神経機能の調節など、体内の多くの重要な機能において中心的な役割を果たす。たいていの人はそれがエネルギー貯蔵物質だと考える。もしエネルギー源としてグルコースが手に入らなければ、体はその代わりに脂肪酸を使って細胞に燃料を補給する。**エネルギーを得るために脂肪酸を燃焼するほうが健康に良く、健康を維持できる。**実際に、筋肉や心臓のためにも良いのだ。脂肪酸（特にココナッツオイルや、中鎖脂肪酸トリグリセリドことＭＣＴ）を摂取すると生成されるケトンは脳のために良く、アルツハイマー病の予防と治療にも用いられる。[1] **長年、脳のエネルギー源になるのは糖質だけだと信じられていたが、今はそれが否定され、脳が脂質やケトン（脂肪分解によって生じる）を燃焼させる**ことがわかっている。

脂肪酸には4種類ある。

1. Fernando WM, Martins IJ, Goozee KG, Brennan CS, Jayasena V, Martins RN. The role of dietary coconut for the prevention and treatment of Alzheimer's disease: potential mechanisms of action. *Br J Nutr.* 2015 Jul 14;114 (1) : 1–14.

1 飽和脂肪酸（SFA）
2 一価不飽和脂肪酸（MUFA）
3 多価不飽和脂肪酸（PUFA）——オメガ3脂肪酸とオメガ6脂肪酸
4 トランス脂肪酸（TFA）

これらはその構造によって定義されている。飽和脂肪酸には二重結合がなく（したがって水素で「飽和している」）、一価不飽和脂肪酸には二重結合が1個あり、多価不飽和脂肪酸には二重結合が2個以上ある。トランス脂肪酸は奇妙な形をした脂肪酸で、通常は人体には見られない——二重結合が鎖をはさんで、水素が自然に生じる脂肪酸に見られる位置の反対側に（つまり「trans：横切って」）付いている。トランス脂肪酸は非常に体に悪い。多価不飽和脂肪酸に見られる二重結合の化学構造は、光や熱や酸素といったさまざまな要因に触れると不安定になり、その結果、損傷を受けて健康に害を及ぼす可能性が高い。

飽和脂肪酸、多価不飽和脂肪酸、トランス脂肪酸にはあらゆるタイプがあるため、複雑だ。多価不飽和脂肪酸の中には有害なものもあれば健康に良いものもあり、飽和脂肪酸についても同じことが言える。

脂肪の多い食べ物には、複数種類の脂肪酸が含まれている

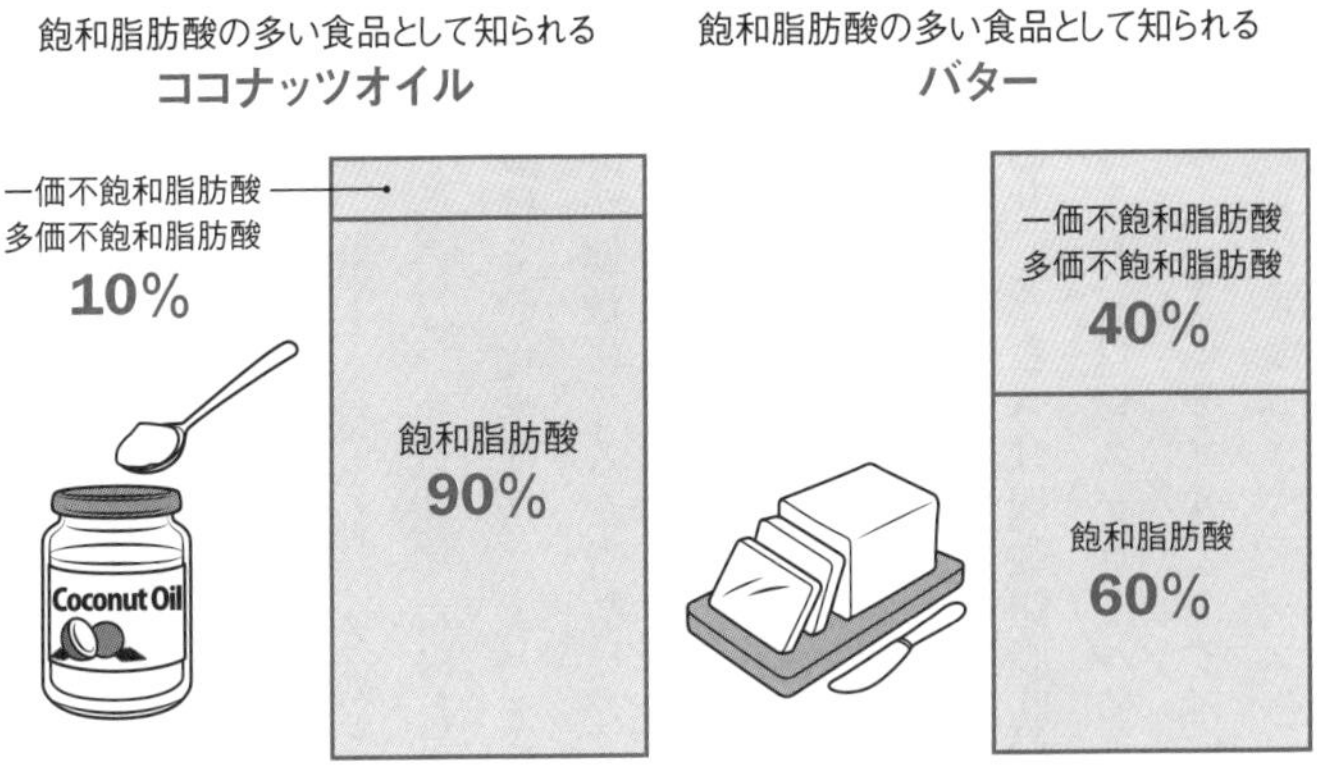

この複雑さにさらに輪をかけるのは、ほとんどの食べ物にさまざまな種類の脂肪酸が組み合わさって含まれていることだ。何かが「飽和」とか「一価不飽和」とか言っても、実は、食べ物の脂肪分には多種多様な脂肪酸が含まれている。**その食べ物に言及するとき、たいていは最も豊富に含まれている種類に注目する**のだ。たとえば、ココナッツオイル――飽和脂肪酸として知られている――は90%が飽和脂肪酸で、残りは一価不飽和脂肪酸と多価不飽和脂肪酸である。またバターも飽和脂肪酸と呼ばれるが、飽和脂肪酸は60%だけで、残りは一価不飽和脂肪酸と多価不飽和脂肪酸である。

脂肪の各カテゴリーを詳細に検討し、それ

が人体、体重、健康にどのような影響を与えるかを真剣に考えることが重要だ。

飽和脂肪酸（SFA）――体に良い奇数鎖脂肪酸

飽和脂肪酸はいわれのない非難を受けているので、あなたがよく理解できるように詳しく説明したい。詳しくは後述するが結局のところ、それはバターを食べられる生活とバター抜きの生活の違いを意味するのだ！

飽和脂肪酸はその化学構造によって分類される。カギとなる問題は、脂肪酸の鎖の中の炭素数の合計が偶数になるか奇数になるかということである。これが重要なのは、**奇数鎖脂肪酸は一般的に体に良いが、偶数鎖脂肪酸は多少のリスクを伴う可能性があるから**だ（ただし、ココナッツに含まれるラウリン酸のような中鎖の偶数鎖脂肪酸は体に良い）。

飽和脂肪酸には大きく分けてラウリン酸塩、ミリスチン酸塩、パルミチン酸塩、ステアリン酸塩があり、それらは偶数鎖脂肪酸である。穀物飼育の肉と乳製品にはパルミチン酸塩が豊富に含まれ、コレステロール値に悪影響を与えない飽和脂肪酸のステアリン酸塩も含まれている。パームオイル（ヤシ油）の大部分はパルミチン酸塩で、ココアバターの大部分はステアリン酸塩、ココナッツとパームオイルの大部分はラウリン酸塩と多少のミリ

飽和脂肪酸は4種類に大別される

種類	含まれる食品	効能
ラウリン酸塩	ココナッツオイル、パームオイル	LDLコレステロール値を上げると同時にHDLコレステロールを上げる（全体としては好影響）
ミリスチン酸塩	ココナッツオイル、パームオイル	無害なLDL粒子を増やす
パルミチン酸塩	穀物飼育の肉、乳製品、パームオイル	食事で摂取しても飽和脂肪酸の血中濃度に影響を及ぼさない
ステアリン酸塩	穀物飼育の肉、乳製品、ココアバター	HDLコレステロールを増やす

スチン酸塩である。

それぞれの飽和脂肪酸が体に及ぼす影響は異なる。ココナッツ由来のラウリン酸は（他の飽和脂肪酸と比べると）最もLDLコレステロール値を上げるが、それと共に最もHDLコレステロール値を上げて、全体としては良い影響を与える。これは最終的には、総コレステロール／HDLコレステロール比（LDLコレステロール値よりはるかに心臓発作を予測できる）を下げることによって、コレステロール・プロファイルを改善することになる。

また、（糖質や精製炭水化物が、心臓病の真の原因である危険な小型LDLを増加させるのに対して）ココナッツのラウリン酸は軽く密度の低い無害な小型LDLを増加させる。一方、ステアリン酸塩はＬＤＬコレステロールに影響を与えないが、ＨＤＬコレステロールを増やし、全体のコレステロール・プロファイルを改善する。

　科学者も含めて多くの人が混同しているのは、私たちが食べる飽和脂肪酸が血中の飽和脂肪酸になると考えていることだが、直感とは正反対の衝撃的な事実がある。それは、**食事で摂る飽和脂肪酸は血中飽和脂肪酸値を上げない**ということだ。**肝臓が血中飽和脂肪酸を生成する原因となるのは、炭水化物と糖質（と過剰なタンパク質）**である。ステアリン酸塩とパルミチン酸塩の血中濃度が高いことは心臓病リスクの増大と関係しているが、これらの飽和脂肪酸の大半は、脂質ではなく炭水化物と糖質の摂取によって生成されるのだ。実際に、こうした種類の脂質を含む食べ物——肉やパームオイルなど——を食べても、飽和脂肪酸の血中濃度にほとんど影響しない。結局のところ、**飽和脂肪酸は心臓病リスクの増大と関係がない**のである。

　飽和脂肪酸は、細胞膜と組織に硬さと構造を与える重要な脂質であり、細胞の内容物をまとめるような働きをする。液状で不安定な精製されたオメガ6系多価不飽和脂肪酸の油（コーン油、ヒマワリ油のような種子・穀物・豆由来）をたくさん摂取すると、細胞はやわらかくなりすぎて、うまく機能できない。細胞膜にとって最悪の脂質はトランス脂肪酸である。それは硬く、文字通り細胞膜に入り込んで機能異常を引き起こし、発病させる。

これは細胞膜の透過性（細胞間の伝達能力を高める）に影響を与えるのだ。要するに、トランス脂肪酸は細胞の聴力と視力を奪うようなものである！　飽和脂肪酸は体内で多くの重要な役割を果たす。[2] 次のようなものだ。

- ラウリン酸（ココナッツ由来）、共役リノール酸（バター由来）などの飽和脂肪酸は、免疫系を強化して細胞の伝達力を高め、それによってがんを予防する。
- 肺の機能を向上させる。体内の飽和脂肪酸は表面活性物質と呼ばれる物質を生成し、肺細胞膜の空気透過を促す。バターと脂肪分無調整の牛乳を与えられた子どものぜんそく罹患率は、低脂肪牛乳とマーガリンを与えられた子どもに比べてずっと低い。[3]
- テストステロンやエストロゲンなどのホルモンの生成に必要である。[4]
- 神経と神経系が正常に機能するために不可欠である。
- 飽和脂肪酸は炎症を引き起こすという通説があるが、実は炎症を抑える。多量の糖質や精製炭水化物と一緒に食べると（バター付きパンやクッキーを思い浮かべてほしい）、飽和脂肪酸は炎症を引き起こす可能性がある。またオメガ3脂肪酸が不足

2. Fallon S. Know your fats introduction. Weston A. Price Foundation. http://www.westonaprice.org/health-topics/know-your-fats-introduction/. February 24, 2009.
3. Wijga AH, Smit HA, Kerkhof M, et al; PIAMA. Association of consumption of products containing milk fat with reduced asthma risk in pre-school children: the PIAMA birth cohort study. *Thorax.* 2003 Jul;58 (7) : 567–72.
4. Hämäläinen E, Adlercreutz H, Puska P, Pietinen P. Diet and serum sex hormones in healthy men. *J Steroid Biochem.* 1984 Jan;20 (1) : 459–64.

している場合も炎症を起こすことがある。大切なのは、飽和脂肪酸が炎症を引き起こすのは精製炭水化物や糖質と一緒に食べたとき、あるいはオメガ3脂肪酸を摂取しないときだけだと心得ていることである。[5]

- 動物性飽和脂肪酸には、ビタミンA、ビタミンD、動物性のビタミンKであるビタミンK2など、健康のために必要な必須脂溶性ビタミンと栄養素が含まれている。あまり栄養のない標準的なアメリカ人の食事をしている人に比べて、きわめて栄養豊富な食事を摂っていた狩猟採集民は、こうした栄養素を平均的アメリカ人の10倍も摂取していた。[6]

飽和脂肪酸の利点については、いくらでも話がある……。

いくつかの重要な飽和脂肪酸――ココナッツオイルに含まれるラウリン酸、ココナッツオイル・乳脂肪に含まれるミリスチン酸、パームオイル・肉・乳脂肪に含まれるパルミチン酸――は体にとって素晴らしいエネルギー源となる。[7] パルミチン酸はホルモンの調節に関与し、パルミチン酸とミリスチン酸は細胞の伝達と免疫機能を促進する。[8]

脳の働きを良くするのは飽和脂肪酸である。事実、脳の大部分は飽和脂肪酸とオメガ3

---

5. Lawrence GD. Dietary fats and health: dietary recommendations in the context of scientific evidence. *Adv Nutr.* 2013 May 1;4(3): 294–302.
6. Fallon S. Know your fats introduction. Weston A. Price Foundation. http://www.westonaprice.org/health-topics/know-your-fats-introduction/. February 24, 2009.
7. European Food Information Council.Taking a closer look at saturated fat. https://www.eufic.org/en/food-today/article/taking-a-closer-look-at-saturated-fat. December 2009

飽和脂肪酸の健康効果

名称	効果
ラウリン酸、共役リノール酸	がん予防
飽和脂肪酸全般	肺機能向上
	神経系を正常に機能させる
	炎症抑制
	脳の働きを活性化
	認知症予防
動物性飽和脂肪酸	健康増進に必要なビタミン A、ビタミン D、ビタミンK_2が豊富
パルミチン酸	ホルモンの調節、細胞の伝達・免疫機能向上
ミリスチン酸	細胞の伝達・免疫機能向上

脂肪酸からできている。ある研究によると、飽和脂肪酸の摂取により認知症のリスクが36％減る可能性があるという。[9] 飽和脂肪酸は脳の神経細胞の再生も促すのだ。

一価不飽和脂肪酸（MUFA）——たくさん摂るほど病気にならない

結論から言うと、一価不飽和脂肪酸は健康に良い。ギリシャ人やイタリア人のように、オリーブオイルやナッツをたくさん摂る人々の心疾患率は、世界で最も低い。

一価不飽和脂肪酸の主な摂取源は、オリーブの実、オリーブオイル、アボカド、ラード、獣脂（牛脂や羊脂）、特定の種類の魚、多くのナッツ（少し例を挙げれば、マカダミアナッツ、アーモンド、ピーカンナッツ、カ

8. Rioux V, Legrand P. Saturated fatty acids: simple molecular structures with complex cellular functions. *Curr Opin Clin Nutr Metab Care.* 2007;10: 752–58.
9. Barnes DE, Yaffe K. The projected effect of risk factor reduction on Alzheimer's disease prevalence. *Lancet Neurol.* 2011 Sep;10 (9) : 819–28.

あらゆる不調・病気を防ぐ一価不飽和脂肪酸

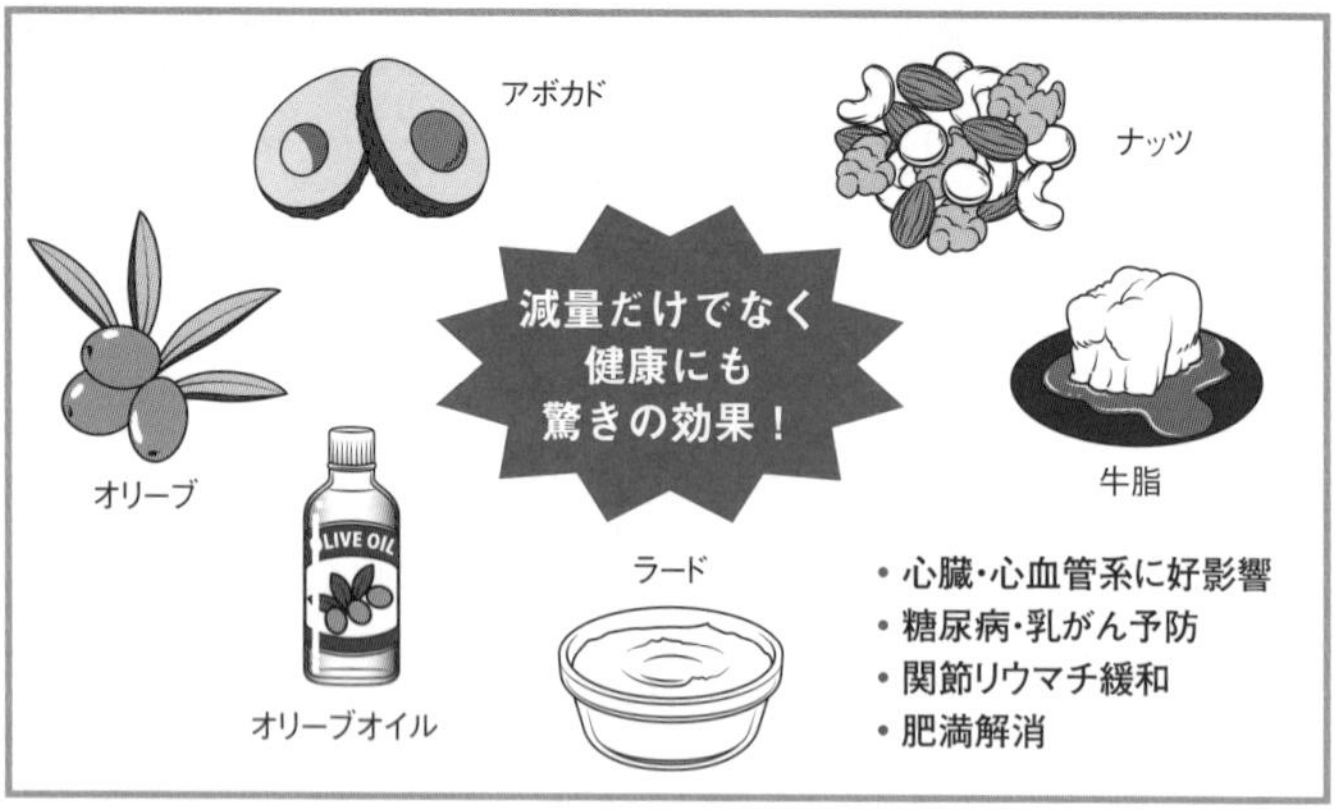
アボカド
ナッツ
減量だけでなく
健康にも
驚きの効果！
牛脂
オリーブ
LIVE OIL
オリーブオイル
ラード
・心臓・心血管系に好影響
・糖尿病・乳がん予防
・関節リウマチ緩和
・肥満解消

シューナッツなど）である。一価不飽和脂肪酸は乳製品や動物性食品にも含まれている。

人類が農耕を始める以前の祖先は、総脂質摂取量の半分を不飽和脂肪酸から摂り、総カロリー摂取量の16～25％を野生動物の肉、骨髄、ナッツから摂っていた。地球上に残された数少ない狩猟採集民族の一集団、ハッツァ族は、獲物の動物の骨を割って脂肪髄を吸い出す。脂肪髄の50％以上は一価不飽和脂肪酸である。現代の穀物飼育の肉にはあまり一価不飽和脂肪酸が含まれていないが、放牧動物の肉には野生動物の肉と同じくらい多量の一価不飽和脂肪酸が含まれている。[10]

一価不飽和脂肪酸の摂取量を増やすと、心臓と心血管系に大きな良い効果をもたらすので、大半の心臓病専門医は地中海食を推奨し

10. Cordain L, Watkins BA, Florant GL, Kelher M, Rogers L, Li Y. Fatty acid analysis of wild ruminant tissues: evolutionary implications for reducing diet-related chronic disease. *Eur J Clin Nutr.* 2002 Mar;56 (3) : 181-91. Review.

ており、米国心臓協会でさえこれに同意している。**一価不飽和脂肪酸の摂取量を増やすと、LDLコレステロールの酸化（LDLコレステロールが体内の損傷を引き起こす要因）レベルが低下し、血栓と脳卒中のリスクが減少する上に、コレステロール値が改善する。**[11]

一価不飽和脂肪酸にはビタミンEなどの抗酸化物質が豊富に含まれている。その抗酸化物質はインスリン感受性を高め、それによって糖尿病と乳がんのリスクを低下させ、関節リウマチ患者の痛みをやわらげ、体重を減少させておなか周りの内臓脂肪を減らす。[12]

ところが一価不飽和脂肪酸の中には、製造法によって体に悪いものがあり、有害なものさえある。たとえば、長年にわたってキャノーラ油（ナタネ油）はヘルシーな油としてもてはやされてきた。だが、キャノーラ油などの植物油の製造工程では高温処理が行われ、精製過程で刺激の強い化学溶剤が使われる。ウェストン・A・プライス財団は「The Great Con-ola（偉大なるコノーラ）」と題した記事で、「現代のすべての植物油と同じく、キャノーラ油の製造工程では苛性ソーダによる精製、脱色、脱ガムが行われ、そのすべての工程で高温処理や安全性の疑わしい化学物質が用いられる。キャノーラ油にはオメガ3脂肪酸が豊富に含まれ、それは酸や高温にさらされると悪臭を放ちやすいため、脱臭が必要となる」と明言している。[13] **キャノーラ油を避け、絶対にエキストラバージンオリーブオ**

11. American Heart Association. Monounsaturated fats. http://www.heart.org/HEARTORG/GettingHealthy/NutritionCenter/HealthyEating/Monounsaturated-Fats_UCM_301460_Article.jsp.Updated August 5, 2014.
12. Body Ecology. The 6 benefits of monounsaturated fats (MUFAS). http://bodyecology.com/articles/6_benefits_monosaturated_fats.php#.VPdsfuGTvIU.
13. Fallon S, Enic MG. The great con-ola. Weston A. Price Foundation. http://www.westonaprice.org/health-topics/the-great-con-ola/. July 28, 2002.

イル（有機が望ましい）やアボカド、アーモンドを食べよう。

オメガ6脂肪酸とオメガ3脂肪酸（多価不飽和脂肪酸）——生命維持に必須

多価不飽和脂肪酸には、大きく分けてオメガ6脂肪酸とオメガ3脂肪酸の2種類があり、これらの脂肪酸は「必須」と見なされている。科学者が栄養素を「必須」栄養素に分類する場合、それが非常に重要である、もしくは望ましいというだけの意味ではない。栄養学的には、何かがないと病気になるか生きていけない場合にそれが必須であると言う。**体内で生成できないために必要であり、食べ物として食べるか、サプリメントで摂取しなければならない。**

多価不飽和脂肪酸は、細胞・免疫・ホルモン機能において重要な役割を果たす。それは健康と病気の強力な調節因子である。多価不飽和脂肪酸の一種であるオメガ3脂肪酸は細胞膜の大部分を構成し、インスリン機能、炎症、さらに神経伝達物質も制御する。そのため、糖尿病、うつ、関節炎、自己免疫疾患の予防と治療に欠かせない。

大豆油、キャノーラ油、サフラワー油、ヒマワリ油、亜麻仁油、魚油はすべて、多価不飽和脂肪酸オイルの例であるが、そのすべてが体に良いというわけではない。多価不飽和

細胞・免疫・ホルモン機能に重要な役割を果たす多価不飽和脂肪酸

オメガ3脂肪酸の効能

- インスリン機能の制御
- 炎症を抑える
- 神経伝達物質の制御
- 糖尿尿予防
- うつの予防
- 関節炎予防
- 自己免疫疾患予防

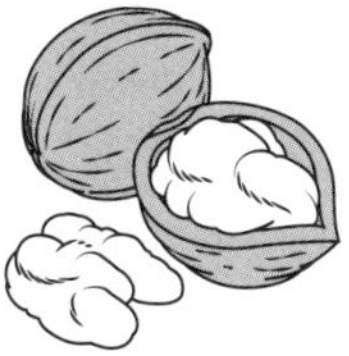

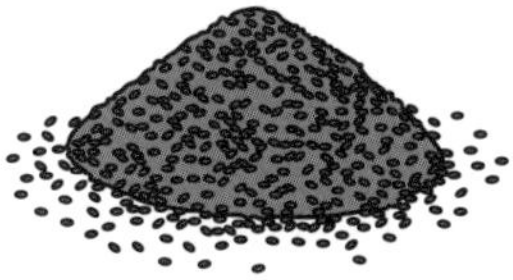

脂肪酸の豊富な他の食品は、クルミ、ヒマワリ、ゴマ、カボチャ、チアシード（シソ科の一年草であるチアの種子）、魚である。

しかし、一価不飽和脂肪酸と同じように、多価不飽和脂肪酸オイルの加工と料理は、健康と病気のいずれを招くかに影響する。たとえば、多価不飽和脂肪酸が熱にさらされると有害な遊離基（フリーラジカル）を発生させる。遊離基は組織を傷つけ、あらゆる種類の病気、特に心臓病、糖尿病、がん、認知症といった加齢に伴う病気を促進する。実はＬＤＬコレステロールが有害なのは、酸化されて遊離基に傷つけられる場合だけだ。

必須脂肪酸は、ヒトの体で生成できないので、食べて摂取すると前述した。食べ物に含まれる2種類の必須脂肪酸とは次のようなものである。

・LA――リノール酸（オメガ6脂肪酸）：市販のシードオイル、植物油、特定のナッツと種子類に含まれている。リノール酸（オメガ6脂肪酸）は適度に必要な栄養素だが、ナッツや種子類、コールドプレスド（低温圧搾）植物油かエクスペラープレスド（連続圧搾）植物油（少量だけ）などの自然食品からの摂取に限定すべきだ。

・ALA――α-リノレン酸（オメガ3脂肪酸）：内臓肉、放し飼い卵の卵黄、マカダミアナッツ、クルミ、亜麻仁油に含まれている。

他にも体内で合成できる長鎖オメガ3脂肪酸と長鎖オメガ6脂肪酸の誘導体があり、それらは「条件付きの必須脂肪酸」と見なされる。しかし大半の人は、体内でα-リノレン酸を活性型のオメガ3脂肪酸のEPAとDHAに効果的に変換できないため、食物から摂取する必要がある。したがって、これらも「必須」であると考えられる。

・DHA――ドコサヘキサエン酸（α-リノレン酸から作られるオメガ3脂肪酸だが、ALAの約5～10%しかDHAに変換できない）：魚、藻類、放牧動物に見られる。

必須脂肪酸は2種類ある

必須脂肪酸（食事で摂取）	種類	含まれている食品
リノール酸	オメガ6脂肪酸	シードオイル、植物油、ナッツ類（ピーナッツを除く）、種子類
α-リノレン酸	オメガ3脂肪酸	内臓肉、放し飼い卵の卵黄、マカダミアナッツ、クルミ、亜麻仁油
条件つきの必須脂肪酸（体内で合成できることもある）	**種類**	**含まれている食品**
DHA	オメガ3脂肪酸	魚、藻類、放牧動物の肉
EPA	オメガ3脂肪酸	魚、野生動物・放牧動物の肉
アラキドン酸	オメガ6脂肪酸	魚、鶏肉、卵、哺乳動物の肉
γ-リノレン酸	オメガ6脂肪酸	マツヨイグサ、ルリチシャ、大麻油

- EPA――エイコサペンタエン酸（これもα-リノレン酸から誘導されるオメガ3脂肪酸で、優れた抗炎症効果を持つ脂肪酸）：魚、野生動物、放牧動物に見られる。
- AA――アラキドン酸（リノール酸由来のオメガ6脂肪酸で、膜の柔軟性と透過性を保つ効果がある）：魚、鶏肉、卵、哺乳動物の肉に含まれる。
- GLA――γ-リノレン酸（リノール酸由来のオメガ6脂肪酸）：マツヨイグサ、ルリチシャ、大麻油に含まれる。

オメガ6脂肪酸――体内で炎症を引き起こす

オメガ6脂肪酸は体内で炎症を引き起こす傾向があり、一般に酷評されている。だが、すべてのオメガ6脂肪酸が有害だというわけではない。オメガ3脂肪酸は抗炎症性であるが、オメガ3脂肪酸に比べてオメガ6脂肪酸が過剰になってバランスが変わると、問題が起きる。

私たちは、オメガ6脂肪酸とオメガ3脂肪酸の適切な比率が1：1〜4：1程度になるように進化した。だが、現代の食事で摂取するオメガ6脂肪酸（加工食品、コーン油とサフラワー油、従来型飼育の肉に含まれる）はあまりにも多くなり、オメガ3脂肪酸（脂肪の多い天然魚、魚油、牧草肥育肉に含まれる）は不足している。

細胞内でオメガ6脂肪酸が過剰になってオメガ3脂肪酸が不足すると、最悪の状況になる可能性がある。そのアンバランスによって免疫系機能が低下し、体重が増え、炎症が起きることが明らかにされている。[14]世界有数のオメガ3脂肪酸の研究者、アルテミス・シモピュロス博士は次のように解説している。「現代の欧米の食事に見られるように、オメガ6系多価不飽和脂肪酸の過剰摂取と、オメガ6脂肪酸／オメガ3脂肪酸の比率が非常に高いことが、循環器疾患、がん、炎症性疾患と自己免疫疾患といった多くの病気の発症を促すが、オメガ3系多価不飽和脂肪酸の摂取の増加（オメガ6脂肪酸／オメガ3脂肪酸の比率が低い）には、そうした病気に対する抑制効果がある[15]」。シモピュロス博士は、『バイオ

---

14. Simopoulos AP. The importance of the ratio of omega-6/omega-3 essential fatty acids. *Biomed Pharmacother.* 2002;56(8):365-79.
15. Simopoulos AP. The importance of the ratio of omega-6/omega-3 essential fatty acids. *Biomed Pharmacother.* 2002;56(8):365-79.

メディスン・アンド・ファーマコセラピー』に発表された記事において、進化によるオメガ3脂肪酸とオメガ6脂肪酸のバランスに逆らうリスクを詳細に検討している。[16] オメガ6脂肪酸の濃度が上昇すると、LDLコレステロールが酸敗し、心臓病を引き起こしやすい。また血液がドロドロになって固まりやすく、良いオメガ3脂肪酸の細胞膜への取り込みを阻むようになる。健康のために悪いことばかりだ。

思い出してほしい。食べ物は遺伝子の発現に影響する情報であり、オメガ3脂肪酸とオメガ6脂肪酸を含む食べ物にも当てはまる。**オメガ3脂肪酸は体内の炎症遺伝子・分子の発現を減らすが、オメガ6脂肪酸は炎症遺伝子の発現を促進する。**オメガ6脂肪酸は、コーン油、サフラワー油、大豆油などの精製植物油に大量に含まれている。従来、これらの油は飽和脂肪酸に代わる「ヘルシーな」油と考えられてきたが、今は精製油の健康に対する危険性がわかっている（詳細については第6章を参照）。**食事で精製植物油を摂ってはならない。**

未精製油を使ったほうが良いが、オメガ6脂肪酸のオメガ3脂肪酸に対する比率の重要性は変わらない。その割合が最適な多価不飽和脂肪酸の未精製油は、亜麻仁油、クルミ油、ヘンプシードオイル（麻実油）だが、こうした油を加熱しないよう注意してほしい。[17]

未精製油はコールドプレス（低温圧搾）またはエクスペラープレス（圧搾）されるが、ど

16. Simopoulos AP. Evolutionary aspects of diet, the omega-6/omega-3 ratio and genetic variation: nutritional implications for chronic diseases. *Biomed Pharmacother.* 2006 Nov;60 (9) : 502-7
17. Good J. Smoke point of oils for healthy cooking. Baseline of Health Foundation. http://jonbarron.org/diet-and-nutrition/healthiest-cooking-oil-chart-smoke-points#.VPoxseGTvIU. April 17, 2012.

ちらの工程でも、油の精製過程でよく使われる化学物質や溶剤は使用しない。
ここで、オメガ6脂肪酸についてもっと詳しく検討してみよう。

リノール酸（長鎖オメガ6脂肪酸）——心臓病リスクを高める

現在、リノール酸は食事で最も多く摂取されている脂肪酸で、ほとんどの植物油とシードオイル、特に大豆油、サフラワー油、ヒマワリ油、コーン油、綿実油に高濃度に含まれている。過去100年にわたって、かつてないほど多量のリノール酸が消費された。1900年以来、大豆油の消費は1000倍に増えた。大豆油はLDL値を低下させるので、大半の医師はこれを好み、飽和脂肪酸の代わりに摂取することを推奨している。しかし、それほど単純な話ではない。**大豆油などの植物油やシードオイルから摂った過剰なオメガ6脂肪酸は、体内でオメガ3脂肪酸と競合して、オメガ3脂肪酸の心臓保護効果を妨げる。**その上、これらの油は酸素によって傷みやすく、酸化される可能性がある——体内ではLDLコレステロールを酸敗させて危険なものに変えることがある。[18] この酸化油脂はOXLAM、つまり酸化リノール酸代謝生成物だ。こうした油を揚げ物、特に炭水化物の揚げ物（フライドポテトなど）に使うと、さらに有害なものになる。

大半が大豆油由来のリノール酸は、多価不飽和脂肪酸の総摂取量の約90%、総エネル

18. Ramsden CE, Ringel A, Feldstein AE, et al. Lowering dietary linoleic acid reduces bioactive oxidized linoleic acid metabolites in humans. *Prostaglandins Leukot Essent Fatty Acids.* 2012;87(4-5):135-41.

ギー摂取量の約7％を占めている。食事に大量の不安定な油が含まれているわけだ。アフリカに住んでいた農耕以前の人類は、摂取カロリーの約3％だけを野生動物の肉からリノール酸として摂取していた。沿岸部に住む他の祖先たちのリノール酸摂取は摂取カロリーの1％未満だっただろう。歴史的に見て、今ほど多量のリノール酸を摂取した前例はなく、これは「大規模比較人体実験」と呼ばれている。[19]

伝統的にリノール酸摂取が少ない集団では、心臓病のリスクが非常に低い。相反する研究があるが、オメガ3脂肪酸も含む食事を除くと、リノール酸だけの摂取は心臓病のリスクを高めるように思える。ある大規模ランダム化比較試験で、リノール酸を産業化以前の水準まで減らしたところ、心疾患と死亡が70％減少することが判明した。[20] 一般には飽和脂肪酸を植物油由来のオメガ6リノール酸に置き換えるように推奨されているが、食事で多量のリノール酸を摂取してはならない。オメガ6脂肪酸については第6章（152ページ）を参照。

アラキドン酸（長鎖オメガ6脂肪酸）――摂りすぎると体に悪い

アラキドン酸は卵、牛肉、鶏肉、豚肉、レバー、熱帯魚、養殖魚に含まれており、血管、血小板、免疫細胞の細胞膜など、すべての細胞膜の主成分である。体内で、**プロスタ**

19. Ramsden CE, Hibbeln JR, Lands WE. Letter to the editor re: Linoleic acid and coronary heart disease, *Prostaglandins Leukot Essent Fatty Acids* (2008) by WS Harris. *Prostaglandins Leukot Essent Fatty Acids.* 2009 Jan;80 (1) :77; author reply, 77-78.
20. Leaf A. Dietary prevention of coronary heart disease: the Lyon Diet Heart Study. *Circulation.* 1999 Feb 16;99 (6) : 733-35.

グランジンとロイコトリエンなど多様な代謝産物に変換され、これらの中には炎症と血栓形成を促進するものもある。こうした代謝産物は、抗炎症性オメガ3脂肪酸とのバランスを維持するのに必要だ。**オメガ6脂肪酸だけが体に悪い、あるいはオメガ3脂肪酸だけが体に良いというわけではなく、すべてはバランスの問題**なのだ。野生動物と放牧動物の肉はアラキドン酸とオメガ3脂肪酸のバランスが良いが、産業畜産による肉はアラキドン酸が増え、オメガ3脂肪酸はほとんど含まない。ある程度のアラキドン酸は必要だが、あまり多すぎると有害である。

γ-リノレン酸（長鎖オメガ6脂肪酸）——肥満、糖尿病にならない

オメガ6脂肪酸を効果的に摂れるのはγ-リノレン酸（GLA）である。γ-リノレン酸は植物由来のオメガ6脂肪酸で、ルリチシャやマツヨイグサなど地中海地域原産の花の種に豊富に含まれている。γ-リノレン酸はオメガ6系の一種ではあるが、他のオメガ6脂肪酸とは代謝経路が異なる。新しい研究によって、**γ-リノレン酸は慢性炎症、湿疹《しっしん》、皮膚炎、ぜんそく、関節リウマチ、アテローム性動脈硬化症、糖尿病、肥満、さらにはがんに効果がある**ことが判明している。[21] γ-リノレン酸は日常の食事でほとんど摂取しておらず、大半の人は不足しているため、ルリチシャ油やツキミソウ油のサプリメントを摂る

21. Stokel K. The beneficial omega-6 fatty acid. *Life Extension*. http://www.lef.org/magazine/2011/1/The-Beneficial-Omega-6-Fatty-Acid/Page-01. January 2011.

オメガ3との体内バランス次第で、健康にも病気にもなる「オメガ6脂肪酸」

種類	含まれる食品	健康効果／病気リスク
リノール酸	ほとんどの植物油、大豆油、サフラワー油、コーン油、綿実油など	【摂りすぎ】心臓病
アラキドン酸	卵、牛肉、鶏肉、豚肉、レバー、熱帯魚、養殖魚など	【摂りすぎ】がん
γ-リノレン酸	ルリチシャやマツヨイグサなど地中海地域原産の花の種など	【適切に摂取】慢性炎症、湿疹、皮膚炎、ぜんそく、関節リウマチ、アテローム性動脈硬化症、糖尿病、肥満、がんを予防 【不足】高血圧、高血糖

と良い。γ-リノレン酸は少量の摂取で効果が得られる。

オメガ3脂肪酸――コレステロール値を下げ、高血圧、がんを予防する

標準的なアメリカ人の食事ではオメガ6脂肪酸を必要以上に摂り、**オメガ3脂肪酸が圧倒的に不足していることを考えれば、オメガ3脂肪酸を常に摂取するよう心がけることが健康のために不可欠**だ。オメガ3脂肪酸を摂るのに最も良い食品は脂が多く含まれる天然の冷水魚（サケ、サバなど）、海産物、高品質の魚油、グラスフェッド（牧草飼育）肉、乳製品である。

オメガ3脂肪酸の効果については多くの研究と報告がある。ここで、オメガ3脂肪酸が

効果を示す病気をまとめてみよう。[22]

- 高コレステロール
- 高血圧
- 心臓病
- 糖尿病
- 関節リウマチ
- 骨粗しょう症
- うつ病
- 双極性障害
- 統合失調症
- ADHD
- 認知機能低下
- 湿疹や乾癬《かんせん》などの皮膚病
- 炎症性腸疾患

22. University of Maryland Medical System. Omega-3 fatty acids. http://umm.edu/health/medical/altmed/supplement/omega3-fatty-acids. Updated August 5, 2015.

- ぜんそく
- 黄斑変性症
- 生理痛
- 結腸がん
- 乳がん
- 前立腺がん

健康に良い脂質がたっぷり含まれた食事は、脳機能の維持に役立つ。脳は主に、最もシンプルな形の脂質であるリン脂質から成る。オメガ3必須脂肪酸は脳の細胞膜に適切な流動性を与えている。

オメガ3脂肪酸のうつ病への効果に関する研究で、小規模比較試験と双極性うつ病の一般試験において、オメガ3脂肪酸摂取群のほうがプラセボ群より成人と児童のうつ病に効果があったことが明らかにされた。[23]『オーストラリアン・アンド・ニュージーランド・ジャーナル・オブ・サイカイアトリー』誌に発表されたS・ジャザイェリ博士による研究は、大うつ病性障害に対するEPAと、フルオキセチン（抗うつ剤）の効果を比較し、E

23. Osher Y, Belmaker RH. Omega-3 fatty acids in depression: a review of three studies. *CNS Neurosci Ther.* 2009 Summer;15 (2) : 128–33.

あらゆる病気を防ぐ「オメガ3」

含まれる食品	予防効果	
天然の冷水魚 （サケ、サバ、ニシン、 マス、サケなど）、 海産物、藻類、 高品質の魚油、 グラスフェッド（牧草飼育） 肉、乳製品 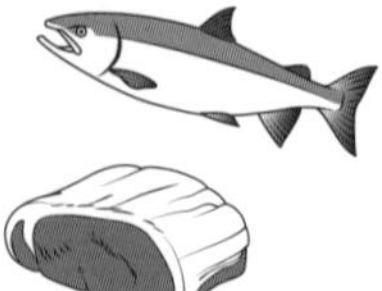	・減量 ・コレステロール値抑制 【以下の病気を予防】 ・高血圧 ・糖尿病 ・心臓病 ・関節リウマチ ・骨粗しょう症 ・うつ病 ・双極性障害 ・統合失調症 ・ ADHD ・認知機能低下	・湿疹や乾癬などの皮膚病 ・炎症性腸疾患 ・ぜんそく ・黄斑変性症 ・生理痛 ・結腸がん ・乳がん ・前立腺がん

PAにはフルオキセチンと同様の治療効果があることを示唆している。[24]その通りだ。オメガ3脂肪酸はうつ病の症状をやわらげ、その効果は、今アメリカで最も広く処方されている薬と変わらないのだ！　ではここから、それぞれのオメガ3脂肪酸について、もう少し詳しく説明しよう。

α-リノレン酸（長鎖オメガ3脂肪酸）——摂り方次第で有益にも有害にもなる

α-リノレン酸はオメガ3脂肪酸の主な植物源で、大豆油、亜麻仁（亜麻の種子）、大麻の種子、チアシード（チアの種子）、クルミ、キャノーラ油に含まれ、緑の葉物野菜にも少し含まれている。大豆油を主原料とする

24. Jazayeri S, Tehrani-Doost M, Keshavarz SA, et al. Comparison of therapeutic effects of omega-3 fatty acid eicosapentaenoic acid and fluoxetine, separately and in combination, in major depressive disorder. *Aust N Z J Psychiatry.* 2008 Mar;42 (3) : 192–98.

サラダドレッシングとマヨネーズはα－リノレン酸の最大の摂取源だが、多量のオメガ6リノール酸（LA）も含まれているため、大豆油は避けるほうが良い。**α－リノレン酸由来のオメガ3脂肪酸は健康を守り、少量（5～10％）がより有益な長鎖オメガ3脂肪酸（EPAとDHA）に変換される。**しかしながら、オメガ6リノール酸が多い食事の場合、α－リノレン酸はEPAやDHAに変換されない。ある大規模研究では、α－リノレン酸は心臓発作による死亡が73％減少したことと関連していたが、それは、オメガ6リノール酸摂取を減らした場合に限られていた。[25]

EPAとDHA（長鎖オメガ3脂肪酸）――体重を減らし、健康になる

これらの必須脂肪酸は、進化の過程で獲得した食事の重要な構成要素だったが、今はアメリカ人の90％は長鎖オメガ3脂肪酸が不足している。**長鎖オメガ3脂肪酸は通常、野生動物の肉や加工食品に含まれる**が、オメガ3脂肪酸を含む餌を与えられた鶏は、オメガ3脂肪酸入りの卵を産む。また、**イワシ、サバ、ニシン、マス、サケ、カタクチイワシ、カキ、マグロなど（マグロは水銀含有量が多く、絶対に避けるべきだ）の脂の多い冷水魚にも含まれる。**さらに、シカ、ヘラジカ、アンテロープ（レイヨウ）のような野生動物にはもっと多く含まれ、牧草飼育や牧場飼育の家畜、小エビ、イガイ、イカ、ホタテ貝にも少

25. Kris-Etherton P, Eckel RH, Howard BV, St Jeor S, Bazzarre TL; Nutrition Committee Population Science Committee and Clinical Science Committee of the American Heart Association. AHA science advisory: Lyon Diet Heart Study. Benefits of a Mediterranean-style, National Cholesterol Education Program/American Heart Association Step I Dietary Pattern on Cardiovascular Disease. *Circulation.* 2001 Apr 3;103(13): 1823–25.

し含まれている。ＤＨＡは藻類にも含まれ、**藻類は長鎖オメガ3脂肪酸の唯一の植物形態である。**

お話ししたように、これらの驚くべき脂肪酸には多くの効用がある。大半のアメリカ人にはオメガ3脂肪酸が不足しており、アメリカ人の25％弱は長鎖（ＥＰＡとＤＨＡ）オメガ3脂肪酸をほとんど摂取していない。内陸部に住んでいた祖先たちの大半は1日約660ミリグラムのＥＰＡとＤＨＡを摂取していたが、これは平均的アメリカ人の摂取量の約6倍に当たる。沿岸地域に住んでいた祖先たちのＥＰＡ・ＤＨＡ摂取量はこれよりずっと多かった。**EPAとDHAを多量に摂取する集団では肥満、糖尿病、心臓病のリスクが低く、平均的アメリカ人の摂取量の20倍になるまでその効果は増大し続ける。**

トランス脂肪酸——ほぼすべてが有害

特定の1種類を除いて、トランス脂肪酸は体に悪い有害物質である。

固形脂肪としても知られるトランス脂肪酸は、ほとんど人間が作り出したもので、加工食品、ショートニング、マーガリン、揚げ物、市販の焼き菓子に含まれている。

もはや誰もトランス脂肪酸の危険性を疑わず、２０１３年、ＦＤＡ（米国食品医薬品局）は最終的にトランス脂肪酸が「食品として安全ではない」と結論づけた。だが、**購入**

時には注意してほしい。食品ラベルに「トランス脂肪酸フリー」と表示されていても、トランス脂肪酸が最大０・５グラム含まれているかもしれない。たとえば、ラベルにトランス脂肪酸ゼロと書かれているクール・ホイップは、ほぼ１００％トランス脂肪酸から作られているが、大半が空気なので、トランス脂肪酸量は１人分０・５グラム以下になる。[26]

ただ、安全で健康的とも言えるトランス脂肪酸が１種類だけある。それは乳製品と牛肉に含まれるＣＬＡ（共役リノール酸）で、健康と代謝に有益な影響を与える天然由来のトランス脂肪酸である。

ＨＤＬコレステロールを減らすトランス脂肪酸

加工食品とファーストフードを避け、食品の成分表示に「部分水素添加油脂」と書かれていないかチェックして、トランス脂肪酸を一切、体に入れないようにしよう。

トランス脂肪酸は１８９０年頃、水素添加工程を開発した科学者たちによって生成された。それは価格が安く、バターより体に良いと考えられていたが、バターよりはるかに体に悪いものである。ヒトも他の生物も、絶対にトランス脂肪酸を摂取してはならない。ハエでさえよくわかっていて、ショートニングの入った容器には止まらない！

26. US Food and Drug Administration. Guidance for industry: trans fatty acids in nutritional labeling, nutrient content claims, health claims; small entity compliance guide. http://www.fda.gov/Food/GuidanceRegulation/GuidanceDocumentsRegulatoryInformation/LabelingNutrition/ucm053479.htm. August 2003. Updated May 29, 2015.

危険だらけの「トランス脂肪酸」

食品	リスク
加工食品 ショートニング マーガリン 揚げ物 市販の焼き菓子	• 肥満 • 炎症 • 心臓病 • 糖尿病 • 認知症 • 突然死 • がん

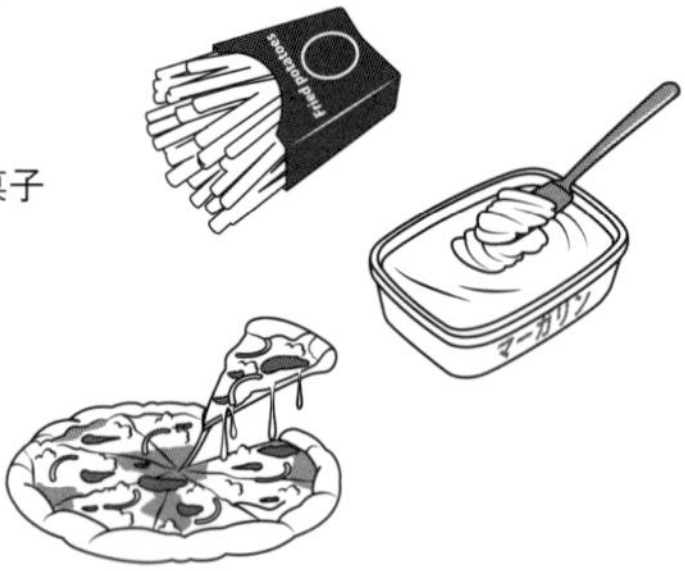

１９６０年代までに、米国内外でトランス脂肪酸製品は加工食品に使われ、動物性脂肪（バターやラード）に取って代わりつつあった。そしてトランス脂肪酸は不飽和脂肪酸と見なされるので、「健康」の擁護者たちは、バターよりマーガリンのほうが体に良いという考えを広めた。

しかし早くも１９８１年には、トランス脂肪酸は冠動脈性心疾患に関係している可能性があると科学文献で示唆されていた。ハーバード大学公衆衛生学部によると、同年に行われた研究で、トランス脂肪酸と循環器疾患との間に相関関係があると推測されていた。１９９３年に行われたハーバード大学による別の研究では、部分水素添加油脂と心臓発作リスクの関連性が指摘された。この研究は、食事中のトランス脂肪酸の2%を健康に良い油脂に置き換えるだけで、心臓病のリスクを3分の1減らすことができると予測している。[27]

トランス脂肪酸の危険性はこういうことだ――それは高密度の危険な小型LDLを増加させ、HDLコレステロールを減少させる。これが炎症、心臓病、糖尿病、認知症、突然死を引き起こし、がんのリスクも高めるのだ。

さらにもうひとつ、トランス脂肪酸からの迷惑なプレゼントは肥満である。トランス脂肪酸と体重問題には強い相関関係があるのだ。ウェイク・フォレスト・バプティスト・メディカル・センターの研究により、トランス脂肪酸の多い食事を摂ると、総摂取カロリーが同じでも内臓脂肪が付いておなか周りにぜい肉が増え、体重が増加することがわかった。この研究はさらに、トランス脂肪酸と心臓病・糖尿病の関連性を支持している。[28] 過去30年にわたるハーバード大学の研究も、トランス脂肪酸の摂取が肥満とインスリン抵抗性を促進し、糖尿病予備軍と2型糖尿病につながることを証明している。[29]

トランス脂肪酸ががんと関係していることも深刻な問題になっている。 トランス脂肪酸と結腸がんに関する研究によって、トランス脂肪酸を大量に含む食事を摂った閉経後の女

27. Harvard School of Public Health. Shining the spotlight on trans fats. http://www.hsph.harvard.edu/nutritionsource/transfats/.
28. Wake Forest Baptist Medical Center. Trans fat leads to weight gain even on same total calories, animal study shows.https://newsroom.wakehealth.edu/News-Releases/2006/06/Trans-Fat-Leads-To-Weight-Gain-Even-on-Same-Total-Calories-Animal-Study-Shows. 2006. Updated July 10, 2009.
29. Harvard School of Public Health. Shining the spotlight on trans fats. http://www.hsph.harvard.edu/nutritionsource/transfats/.

性は、結腸がんになるリスクが2倍になることが明らかになった。[30]『アメリカン・ジャーナル・オブ・エピデミオロジー（米国疫学雑誌）』に発表された研究では、トランス脂肪酸の摂取は直腸で前がん性ポリープの原因となることが示された。[31]さらに同じ雑誌に発表された別の研究によって、女性の乳がんのリスクがトランス脂肪酸の血中濃度が高い場合には2倍になることが判明している。[32]

ここまで、「食べるべき脂肪」「避けるべき脂肪」について学んできたあなたは、新しい知識を携え、あなたには今、どの脂質を摂ってどの脂質を避けるべきか、健康的な選択をする力が備わっている。

次の数章で私は、さらに多くの実践的ガイドラインをお伝えし、あなたが「健康維持と病気の予防と減量のために何を食べるべきか？」という質問にはっきりお答えしよう。

30. Slattery ML, Benson J, Ma KN, Schaffer D, Potter JD. Trans fatty acids and colon cancer. *Nutr Cancer.* 2001;39(2): 170–75.
31. Walling E. A real killer: trans fat causes colon cancer. Natural News. http://www.naturalnews.com/025960_fat_trans_colon.html. March 30, 2009.
32. Chajes V, Thiébaut ACM, Rotival M, et al. Association between serum trans fatty acids and breast cancer. *Am J Epidemiol.* 2008;167(11): 1312–20.

第5章

糖質が肥満・病気をつくる

脂質と心臓病は無関係

世界中の研究者が、実験研究や集団調査の分野で、高脂質な食事と心臓病リスクとの関係性というテーマに関するあらゆる研究についての包括レビューを行い、一貫して「相関性はない」という結論に至っている。2015年、このテーマの有力な研究者であるパティ・シリ＝タリノ、ロナルド・クラウスらは、「Saturated Fats versus Polyunsaturated Fats versus Carbohydrates for Cardiovascular Disease Prevention and Treatment」と

1. Siri-Tarino PW, Chiu S, Bergeron N, Krauss RM. Saturated fats versus polyunsaturated fats versus carbohydrates for cardiovascular disease prevention and treatment. *Annu Rev Nutr.* 2015 Jul 17;35: 517-43.

いう表題の論文で、すべての最新データについてレビューを行った。[1] 彼らは、飽和脂肪酸、多価不飽和脂肪酸、炭水化物に関わる議論をすべて見直し、**食べ物の総脂質または飽和脂肪酸と心臓病との間には何も因果関係がない**ことを発見した。

2013年に『ニューイングランド・ジャーナル・オブ・メディシン』誌に掲載された「PREDIMED（Prevención con Dieta Mediterránea）（地中海料理による予防）」という大規模ランダム化比較対照研究で、**脂質の摂取を増やすと、心臓発作による死亡のリスクが実際に30％低下する**ことがわかった。[2] それはスタチン（血中コレステロールの値を下げる薬）治療にも匹敵する効果である。この実験は、それまでに行われた栄養学的実験の中でも、最大かつ最良の成果を収めたものだった。低脂質グループがそれほど低脂質の食事をしていなかったと言う人もいるが、脂質の追加摂取が有益だったという事実に変わりはない。[3] 研究者たちは、心臓発作のリスクがあるもののこれまで発作を起こしたことのない7000人以上について調査を行った。コントロールグループは低脂質の食事を摂るように指示された。別のグループは1週間に1リットルのオリーブオイル、もうひとつのグループはクルミ、アーモンド、ヘーゼルナッツのミックス（1日30グラム）を摂取するように指示された。追加した脂質を相殺するためのカロリー制限は行われなかった。やがて、

2. Estruch R, Ros E, Salas-Salvadó J. et al; PREDIMED Study Investigators. Primary prevention of cardiovascular disease with a Mediterranean diet. *N Engl J Med.* 2013 Apr 4;368 (14) : 1279-90.
3. Ornish D. Does a Mediterranean diet really beat low-fat for heart health? Huffington Post. http://www.huffingtonpost.com/dr-dean-ornish/mediterraneandiet_b_2755940. February 25, 2013. Updated April 27, 2013.

ほぼ5年が経過した頃、この研究は中断せざるを得なくなった。コントロールグループに極端な脂質制限をさせた結果、心臓発作による死亡のリスクが高まったことが明らかになったのである。脂質を摂り続けたふたつのグループでは、被験者の心臓発作を予防することができた。

1999年に発表された「Lyon Diet Heart Study（リヨン心臓研究）」など、これ以前に行われた多くの研究では、脂質と心臓発作のつながりは見つかっていなかった。[4] このリヨン研究によって、オメガ3脂肪酸を豊富に含む高脂質の地中海食が、心臓病による死亡と共に脳卒中、がんなどあらゆる病因による死亡も減少させることが明らかにされた。この研究では、オメガ6脂肪酸を最も減らし、オメガ3脂肪酸を最も増やしたグループが最高の成績を収めた。また、心臓発作の既往歴のある264人についての別の小規模対照試験で、脂質摂取量を3分の1減らし、1日当たりカロリー摂取量を500キロカロリー減らした低脂質グループでは、コントロールグループよりもコレステロール低下と体重減少が著しかったが、心臓発作の再発や死亡を減らす効果は得られなかった。[5]

4. de Lorgeril M, Salen P, Martin JL, et al. Mediterranean diet, traditional risk factors, and the rate of cardiovascular complications after myocardial infarction: final report of the Lyon Diet Heart Study. *Circulation.* 1999;99: 779–85.
5. Ball KP, Hanington E, McAllen PM, et al. Low-fat diet in myocardial infarction: a controlled trial. *Lancet.* 1965;2: 501–4.

常識を覆した偉大な研究

その後、すべての常識を変える偉大な研究が生み出された。ラジーヴ・チョウドリー博士に率いられた2014年の包括的レビューでは、脂質と心臓病（18カ国の60万人以上）に関する最高の研究72件の精査を行い、総脂質または飽和脂肪酸と心臓病との関連性はないという結論に達したのである。この研究はまた、強力に推進されてきた多価不飽和脂肪酸（植物油）の摂取をすすめる政策やガイドラインを支持しなかった。[6] しかし、トランス脂肪酸が心疾患を増やし、オメガ3脂肪酸が減らすということは間違いなく確認している。

この研究者たちは、みっつの異なるタイプの研究を検討した。彼らはまず、51万2420人の人々の食習慣に関する32件の集団研究を再検討した。次に、2万5721人を対象にした17件の研究を検討したが、これはさまざまな脂質の血中濃度を測定したもので、この値は、人々が実際に何を食べているかを示す指標として、食事摂取の記憶にもとづくものよりはるかに優れている。3つ目のタイプは、10万5085人を対象とする27件のランダム化比較試験で、オメガ3脂肪酸のサプリメントを評価していた。

6. Chowdhury R, Warnakula S, Kunutsor S, et al. Association of dietary, circulating, and supplement fatty acids with coronary risk: a systematic review and meta-analysis. *Ann Intern Med.* 2014 Mar 18;160(6): 398–406.

この画期的研究は、脂質と心臓病の話で実際に起きていることについて、きわめて多くを語っているので、内容に踏み込んで説明しよう。この研究の最も素晴らしいところは、種類が異なるすべての飽和脂肪酸および多価不飽和脂肪酸を分類し、それらが心臓病にどう影響するかを調べた部分である。これは革新的だった。飽和脂肪酸はすべて、1種類の有害な脂質として一括りにされることが多いのだ。

実際には、飽和脂肪酸にはさまざまな種類があって、各々が異なる影響を及ぼす。奇数鎖と偶数鎖の飽和脂肪酸があり、多価不飽和脂肪酸も単なるオメガ3脂肪酸とオメガ6脂肪酸だけではなく、さまざまな種類のオメガ6脂肪酸がある。そしてこれらの値が現実の人間の血液で実際に測定されたという事実によって、注目すべき本当に重要な指標となっている。あやふやな食事の記憶（あなたは1週間前のランチに何を食べたか本当に覚えているだろうか？）を記録しただけではないのだ。

これらの脂肪酸の血中濃度からどんなことがわかるのだろうか？ 私と一緒に調べてみよう。ここが問題を見抜く核心であり、それがわかれば、このコレステロール、脂質、飽和脂肪酸、多価不飽和脂肪酸の話の根本にあることが明らかになる。

最初に、研究者たちが飽和脂肪酸について発見したことを検討してみよう。これまでにわかったように、飽和脂肪酸にはミリスチン酸、メンタデカン酸、パルミチン酸、マルガリン酸、ステアリン酸、ラウリン酸など、さまざまな種類がある。それらは奇数鎖または偶数鎖に分類され、食事に由来するものもあるが、大部分が肝臓で作られるものである。ここから話は面白くなる。血液中を循環し、心臓病に関わっている飽和脂肪酸の種類は、偶数鎖のパルミチン酸とステアリン酸だ。さあ、どうなるのだろうか。

体内のパルミチン酸とステアリン酸の大部分は、炭水化物を食べることによって肝臓で作られる。食べる脂質に由来するのではない。飽和脂肪酸ではなく、炭水化物がパルミチン酸とステアリン酸の血中濃度を上昇させる引き金となるのだ。

もうひとつの面白い発見は、バターなど乳製品の脂質に由来するマルガリン酸のような奇数鎖の脂質が、実際に心臓病のリスクを低下させたことだ。牧草飼育された動物には、これらの奇数鎖で保護作用のある脂質が豊富に含まれている。

この研究ではまた、植物油のオメガ6脂肪酸によるメリットを証明することはできなかった。それどころか、植物由来のオメガ6脂肪酸には心臓病を発生させる傾向があることが示された。また魚類やサプリからオメガ3脂肪酸を摂取すると、心臓病の予防に最も効果的であることが明らかになった。

植物油は避け、肉・魚・卵を食べる

その一方で、**アラキドン酸と呼ばれるオメガ6脂肪酸は、心臓病のリスクを軽減させる唯一のオメガ6脂肪酸**であることがわかった。それは植物油に含まれているのではなく、人体で作られ、また鶏肉、卵、牛肉に多量に含まれている。

この研究の主著者の1人、タフツ大学のダリッシュ・モザッファリアンは以前、飽和脂肪酸を多価不飽和脂肪酸の植物油に置き換えることをすすめる研究を出版したことがある[7]。しかし今では、彼は立場を変えて次のような結論を出している。**「最新の科学的根拠によると、多価不飽和脂肪酸の摂取を増やして飽和脂肪酸の総摂取量を抑制するように推奨する心血管ガイドラインは、明確には支持されていない」**。

これは常識を覆す考えではないだろうか？　では、要点をまとめてみよう。

- 心臓発作を引き起こす血液中の飽和脂肪酸（パルミチン酸やステアリン酸）は、脂質ではなく糖質や炭水化物を摂取すると生じる。
- 乳製品やバターに含まれる飽和脂肪酸（マルガリン酸）は心臓病のリスクを低下させる。

7. Mozaffarian D, Micha R, Wallace S. Effects on coronary heart disease of increasing polyunsaturated fat in place of saturated fat: a systematic review and meta-analysis of randomized controlled trials. *PLoS Med.* 2010 Mar 23;7(3).

- 植物油に由来するオメガ6脂肪酸には効果が認められず、しかも心臓発作のリスクを大きくする可能性がある。
- 鶏肉、卵、牛肉由来のオメガ6脂肪酸（アラキドン酸）には予防効果があるようだ。
- 魚に含まれるオメガ3脂肪酸は予防効果が最も高い。

シンプルに結論を言えば、大部分の植物油は避けること。バター、魚、鶏肉、卵、牛肉をもっと食べること。そして糖質と炭水化物を口にしないことだ。

そして、多様なグループの科学者たちが『オープン・ハート』誌にレビューを発表した。彼らは、はるか1983年までさかのぼって、高脂質と低脂質の食事に関するすべてのランダム化比較試験を検討した。ほぼその時期に政府は、アメリカ人に食事から脂質や飽和脂肪酸、コレステロールを減らすように推奨している。しかし、これらのランダム化比較試験の中に、総脂質、飽和脂肪酸、あるいはコレステロールを下げると心疾患が減少することを示したものは存在しなかった。彼らは、米国と英国の政府が、ランダム化比較試験という研究の究極的な判断基準にもとづく証拠がまったくないまま、総脂質と飽和脂肪酸を食事から減らすよう市民（合計2億7600万人）に指示する罪を犯したと明言している。[8]

米国の栄養勧告は、食事に含まれる飽和脂肪酸がコレステロール値を上げるという考えにもとづく。しかし、これにさえ疑問符が付いている。2014年に発表されたあるレビューで、著者は、**食事中の飽和脂肪酸がコレステロールの上昇をもたらすことを示すデータはほとんど存在しない**と指摘している。[9] 彼らの発見は特筆に値する。オメガ3が不足している（人口の90％以上がそうだ）場合に限って、飽和脂肪酸が問題を発生させる。つまり、**食事でオメガ3脂肪酸を十分摂ると、飽和脂肪酸がコレステロールに及ぼす影響は中立的か有益かのどちらかになる**のだ。[10]

この結論は2010年に『リピッド』誌に発表された画期的研究によって確認された。それは、炭水化物が非常に少なく脂質の多い食事と、オメガ6脂肪酸または飽和脂肪酸の多い食事とを比較して、その影響の違いを調べたものである。研究者は食事を違うものに変更する前後に、血液中の脂質、コレステロール、および炎症の値を調べた。[11] 彼らはすべての食べ物を提供して食事を管理した。その上で、心血管の健康を示す重要なマーカー（飽和脂肪酸やコレステロール、炎症マーカーなど）の血中濃度を測定することによって、飽和脂肪酸の食事摂取量を2倍以上に増やしても何の影響も及ぼさないことを発見した。

8. Harcombe Z, Baker JS, Cooper SM, et al. Evidence from randomised controlled trials did not support the introduction of dietary fat guidelines in 1977 and 1983: a systematic review and meta-analysis. *Open Heart.* 2015 Jan 29;2(1).
9. Dias CB, Garg R, Wood LG, Garg ML. Saturated fat consumption may not be the main cause of increased blood lipid levels. *Med Hypotheses.* 2014 Feb;82(2): 187-95.
10. Dias CB, Phang M, Wood LG, Garg ML. Postprandial lipid responses do not differ following consumption of butter or vegetable oil when consumed with omega-3 polyunsaturated fatty acids. *Lipids.* 2015 Apr;50(4): 339-47.

飽和脂肪酸の摂取を2倍またはそれ以上に増やしても、飽和脂肪酸の血中値には何の影響もなかったのである。さらに驚くべきことに、飽和脂肪酸を最も多く摂ったグループでは、糖や精製炭水化物を摂取しなければ、炎症の数値が例外なく低かった。これは集団研究ではなく、研究者がすべての食物を提供し、異なる食事に対する人体の即座の反応を測定した本物の実験だった。したがって、これらは非常に信頼性の高い結果である。

糖質を摂らなければ、飽和脂肪酸は問題なし

飽和脂肪酸はヒトや動物に炎症を起こすことを示す証拠があり、炎症は心疾患、肥満、2型糖尿病、がん、認知症の根本的原因であるため、良いことではない。しかし、重要な但し書きがある。飽和脂肪酸が炎症を起こすのは、ふたつの条件があるときに限られるようなのだ。オメガ3脂肪酸が少なく、炭水化物が多いという条件である。つまり、炭水化物の多い食品を除いて、オメガ3脂肪酸の多い食品やサプリメントを加えると、飽和脂肪酸は問題ではなくなるのだ。

オメガ3脂肪酸に関するデータと、オメガ3脂肪酸と飽和脂肪酸との相互作用には興味

11. Forsythe CE, Phinney SD, Feinman RD, et al. Limited effect of dietary saturated fat on plasma saturated fat in the context of a low carbohydrate diet. *Lipids*. 2010 Oct;45(10):947-62.

を引かれる。アメリカ人の90％近くは、オメガ3脂肪酸のレベルが不十分だと推定されている。食事でオメガ3脂肪酸を十分摂らずに飽和脂肪酸を摂取すると、飽和脂肪酸がアラキドン酸の生成を促し、それがエイコサノイドと呼ばれる炎症性の分子に変化する（エイコサノイドには炎症性と抗炎症性のものがある）。**オメガ3脂肪酸を摂らずに飽和脂肪酸を過剰摂取すると厄介なことになる**のだ。

しかし、少量のオメガ3脂肪酸を食事に加えると、飽和脂肪酸は**サイトカイン（炎症性分子）**を作る遺伝子の働きを抑止または阻害することにより、実際に炎症を抑制し、さらに抗炎症性のエイコサノイドを作り出す。オメガ3脂肪酸を豊富に含む食べ物と一緒に摂取すると、飽和脂肪酸はトリグリセリドの低下[12]とＨＤＬコレステロールの増加をもたらし、さらに、大きくて軽く、低密度で害の少ない小型ＬＤＬの生成を促す[13]。

太り過ぎの男女に関するある研究では、高脂質食（55％）や飽和脂肪酸を多く含む食事（カロリーの25％）をとっても、炎症マーカーや酸化ストレス、つまり一般的に心臓病と老化を促すふたつの因子には何の影響もなかった[14]。

別の研究報告では、飽和脂肪酸は、炭水化物が多すぎるまたは食物繊維が少なすぎると

12. Surette ME, Whelan J, Broughton KS, Kinsella JE. Evidence for mechanisms of the hypotriglyceridemic effect of n-3 polyunsaturated fatty acids. *Biochim Biophys Acta*. 1992 Jun 22;1126 (2) : 199–205.
13. Fernandez ML, West KL. Mechanisms by which dietary fatty acids modulate plasma lipids. *J Nutr*. 2005 Sep;135 (9) : 2075–78. Review.
14. Marina A, von Frankenberg AD, Suvag S, et al. Effects of dietary fat and saturated fat content on liver fat and markers of oxidative stress in overweight/obese men and women under weight-stable conditions. *Nutrients*. 2014 Oct 28;6 (11) : 4678–90.

きに限って炎症を進行させるように見え、それ以外ではまったく関係がなかった[15]（脂肪をふんだんに食べるポイントは、食物繊維をたっぷり摂ることだ）。もうひとつの研究では、さまざまな時間に、同一の人たちにバターまたは大豆油を与えてみたが、炎症マーカーの増加は見られなかった。

さらに驚くべきことに、飽和脂肪酸だけが、アルコールの形での糖質摂取が引き起こした炎症によるラットの肝臓のダメージを回復させることができた[16]。多価不飽和脂肪酸には効果はなかった。この研究により、飽和脂肪酸――その大部分はココナッツオイルのMCT、つまり中鎖脂肪酸トリグリセリド――は、アルコール摂取を続けていても、肝臓のダメージ回復に効果があることが判明した。炭水化物と糖質の過剰摂取が原因の非アルコール性脂肪性肝炎（NASH――脂肪肝として一般に知られる）は、今や最も一般的な肝臓病で、肝臓移植の最大の原因であることを考えると、炭水化物を減らして飽和脂肪酸を増やすことが解決の一助となる可能性がある。

本項の要点は、**飽和脂肪酸を炭水化物が少なく食物繊維が多い、オメガ3脂肪酸の豊富な食べ物と一緒に摂ると、炎症を抑制する。そして炎症を抑えることが、減量と健康増進のカギである**ということだ。

15. Koren MS, Purnell JQ, Breen PA, Matthys CC, Callahan HS, Weigle DS. Plasma C-reactive protein concentration is not affected by isocaloric dietary fat reduction. *Nutrition.* 2006 Apr;22(4): 444-48.
16. Nanji AA, Jokelainen K, Tipoe GL, Rahemtulla A, Dannenberg AJ. Dietary saturated fatty acids reverse inflammatory and fibrotic changes in rat liver despite continued ethanol administration. *J Pharmacol Exp Ther.* 2001 Nov;299(2): 638-44.

糖質が糖尿病・心臓病の原因

　これまで検討してきたように、**食べ物から摂取する飽和脂肪酸が血液中の飽和脂肪酸の濃度を高めるわけではない。**食事に含まれる飽和脂肪酸を2倍あるいは3倍にまで増やしても、血液中の飽和脂肪酸には影響がない。**飽和脂肪酸（パルミチン、ステアリン、パルミトレイン酸）の血中濃度を急上昇させるのは炭水化物**だ。多くの研究で、飽和脂肪酸の血中濃度は、2型糖尿病[17]や心臓病[18]の発症と有意な相関関係があることが確認されている。しかし、これらの血中脂質はあなたが食べた脂質に由来するものではない。それらはあなたの食事の炭水化物に反応して肝臓で作られるのだ。

　オハイオ州立大学の研究グループはきわめて的確な研究を行い、太り過ぎで糖尿病予備群のグループに対してこの素晴らしいアイデアをテストした[19]。彼らは研究の参加者に、6種類の異なる食事を3週間ずつ提供した。研究の最初の期間には、炭水化物の量を、1日50グラムから始めて1日350グラムまで増量し、飽和脂肪酸は減少させた。研究の別の期間には、飽和脂肪酸を増量し炭水化物を減少させた。その結果、飽和脂肪酸の量を1日46グラムから84グラムと2倍くらいに増やしても、飽和脂肪酸の血中濃度には何の違いも

17. Wang L, Folsom AR, Zheng ZJ, Pankow JS, Eckfeldt JH; ARIC Study Investigators. Plasma fatty acid composition and incidence of diabetes in middle-aged adults: the Atherosclerosis Risk in Communities (ARIC) Study. *Am J Clin Nutr.* 2003 Jul;78 (1) : 91–98.
18. Wang L, Folsom AR, Eckfeldt JH. Plasma fatty acid composition and incidence of coronary heart disease in middle aged adults: the Atherosclerosis Risk in Communities (ARIC) Study. *Nutr Metab Cardiovasc Dis.* 2003 Oct;13 (5) : 256–66.

なかった。だが、参加者が研究の高炭水化物の期間に入ると、血中の飽和脂肪酸の値、特にパルミチン酸が上昇することに研究者は気づいた。[19]

参加者の体重が減っているときでも、肝臓はこれらの悪玉脂肪を作っていた。つまり、血液中の飽和脂肪酸の値を高めるのは、脂質ではなく炭水化物なのだ。これらの立派な研究は、低炭水化物食を摂れば、飽和脂肪酸は無害で、有益かもしれないことを何度も示している。

もうひとつの面白い研究によれば、低炭水化物食で摂取される飽和脂肪酸は、コレステロールの値やプロファイルに何ら影響を与えないが、高炭水化物食の場合は、それらが悪化することがわかっている。[20]

飽和脂肪酸は誤解されている

最新科学で解明された真実

長らく誤解されてきた飽和脂肪酸の真実は、次の通りである。

19. Volk BM, Kunces LJ, Freidenreich DJ, et al. Effects of step-wise increases in dietary carbohydrate on circulating saturated fatty acids and palmitoleic acid in adults with metabolic syndrome. *PLoS One*. 2014;9(11).
20. Wood AC, Kabagambe EK, Borecki IB, Tiwari HK, Ordovas JM, Arnett DK. Dietary carbohydrate modifies the inverse association between saturated fat intake and cholesterol on very low-density lipoproteins. *Lipid Insights*. 2011;2011(4): 7-15.

- 半世紀以上にわたって、飽和脂肪酸は心臓病と関係していると考えられ、何十億ドルもの資金が研究に投入されてきたが、実は関係がない。
- 低炭水化物の食事をしながら飽和脂肪酸を摂ると、実はトリグリセリドが減ってHDLコレステロールが増加し、高密度で危険な小型LDLを減少させることにより、コレステロールの全体プロファイルが改善される。
- 飽和脂肪酸が問題になるのは、高炭水化物、低食物繊維、オメガ3脂肪酸不足の食べ物と一緒に摂る場合に限られる。
- 数多くの研究により、飽和脂肪酸の炎症への影響は中立的であるか、炎症を改善するように思える。
- 高炭水化物で低脂質の食事に比べると、高脂質で飽和脂肪酸を含む食事は心臓病のあらゆる危険因子を改善する（さらに減量に効果がある）。
- 飽和脂肪酸の中には、心臓病のリスクを減らすもの（乳製品によるもの）もある。
- 特定の飽和脂肪酸の血中濃度は心臓病に関係しているが、それらの血中濃度を高めるのは炭水化物であって、私たちが摂取する飽和脂肪酸ではない。

日本人が知らない飽和脂肪酸の真実

- やせる
- 心臓病のリスクを減らす
- コレステロール値が改善される
- 飽和脂肪酸自体は全く問題ない。炭水化物の摂取、食物繊維・オメガ3脂肪酸不足と組み合わさると問題が生じる
- 炎症リスクはない。改善させる場合もある

私たちが肉やバターは良くないと言い立ててきた最大の理由は、飽和脂肪酸がコレステロールを上昇させるという事実である。もしも高い血中コレステロールが心臓発作を引き起こし、飽和脂肪酸がコレステロール値を上げるのなら、食物に含まれる飽和脂肪酸を減らせば、心臓発作による死亡を減らせるだろうという論理だった。妥当に聞こえるが、実は圧倒的多数の研究がこれを支持していないのである[21]。

ここで、人体のコレステロール代謝を理解するために、生化学を少々学ぶ必要があるだろう。私と一緒に頑張ろう。これは本当に重要なことなのだ。

あなたの**血液の中を漂うコレステロールの**

21. Siri-Tarino PW, Sun Q, Hu FB, Krauss RM. Saturated fat, carbohydrate, and cardiovascular disease. *Am J Clin Nutr.* 2010 Mar;91 (3) : 502–9. doi: 10.3945/ajcn.2008.26285. Epub 2010 Jan 20. Review.

大半は肝臓で作られる。肝臓は糖や炭水化物への反応を引き金にして脂質とコレステロールを生み出す。これを脂肪酸合成と呼ぶ。生化学講座を受講した人なら誰でも知っていることだろう。基礎科学である。しかしどういうわけか、この事実は大半の医師や科学者から完全に無視されてきた。

炭水化物の多い食事はトリグリセリドの生成を増やし、ＨＤＬコレステロールを減らして、小型ＬＤＬの数を増加させる。[22] それはまた、コレステロール粒子のサイズも小さくする、つまり小型ＬＤＬだ。[23] **悪いのはＬＤＬコレステロールではなく小型ＬＤＬなのだ。**この種の脂質状態はアテローム生成と呼ばれている——言い換えると、それは**アテローム性動脈硬化、つまり動脈が硬くなる現象を発生させる。これがまさしく心臓病、脳卒中、さまざまな認知症の根本にある**のだ。脂質を減らすとＬＤＬコレステロールは減るかもしれないし、それは好ましいことのように思えるが、実際には悪いことだ。コレステロールが低いことは、必ずしも良いコレステロールの状態とは限らない。

高脂質食から高炭水化物食に変えると、軽くて密度の低い無害なＬＤＬ粒子が減って、小型で密度の高い危険な粒子が増加する。ある研究で、低脂質の食事をまったく同じカロ

22. Parks EJ, Parks EJ. Changes in fat synthesis influenced by dietary macronutrient content. *Proc Nutr Soc.* 2002 May;61 (2) : 281-86. Review.
23. Krauss RM. Atherogenic lipoprotein phenotype and diet-gene interactions. *J Nutr.* 2001 Feb;131 (2) : 340S-43S. Review.
24. Hudgins LC, Hellerstein MK, Seidman CE, Neese RA, Tremaroli JD, Hirsch J. Relationship between carbohydrate-induced hypertriglyceridemia and fatty acid synthesis in lean and obese subjects. *J Lipid Res.* 2000 Apr;41 (4) : 595-604.

リーの高脂質の食事と比較したところ、低脂質の（糖と精製炭水化物が多い）食事は、やせた人と太り過ぎの人の双方に、トリグリセリドの劇的な上昇をもたらした[24]。別の60件以上の研究の分析によれば、食事に含まれる飽和脂肪酸を増やすと、ＬＤＬコレステロール（大型の粒子なら悪くない）とＨＤＬコレステロールは両方とも増加した一方、トリグリセリドは減少し、ＬＤＬコレステロールの粒子サイズは大きくなった[25]。これらの変化はすべて有益なもので、有害ではない。実際、一般的なＬＤＬ値（コレステロールの重さを１デシリットル当たりのミリグラムで表したもの）は、心臓病とはまったく関係がない。**ＬＤＬ粒子の大きさと数が問題**なのだ[26]。

かかりつけの医師が測定するＬＤＬコレステロールの値は、血液の中のＬＤＬコレステロールの重さ（１デシリットル当たりのミリグラム）にすぎない。一定の重さの箱と考えよう。箱の中には多数の小さいゴルフボール（小型で危険なＬＤＬ粒子）が入っているかもしれないし、あるいは少数の大きく軽いビーチボール（大型で安全なＬＤＬ粒子）が入っているかもしれない。ほとんどの医師はこれを測ろうとしないが、**心臓病との関連が最も強いのはＬＤＬ粒子の大きさと数**である。医師はラボコープ社が提供しているＭＲ（核磁気共鳴）脂質検査、またはクエスト・ダイアグノスティクス社が提供しているカーディオＩＱテストをオーダーすべきだ。こうした検査はコレステロールを小型のＭＲＩ

25. Mensink RP, Zock PL, Kester AD, Katan MB. Effects of dietary fatty acids and carbohydrates on the ratio of serum total to HDL cholesterol and on serum lipids and apolipoproteins: a meta-analysis of 60 controlled trials. *Am J Clin Nutr.* 2003;77: 1146–55.
26. Prado KB, Shugg S, Backstrand JR. Low-density lipoprotein particle number predicts coronary artery calcification in asymptomatic adults at intermediate risk of cardiovascular disease. *J Clin Lipidol.* 2011;5: 408–13.

(核磁気共鳴映像法)装置にかけて、粒子の大きさと数を詳細に調べてくれる。それ以外のコレステロール検査は今や時代遅れになっている。

コレステロールはヒーロー

コレステロールは敵だと思っているかもしれないが、考えを改めよう!

コレステロールは肝臓で生成される脂肪性の物質で、何千という人体の機能に欠かすことができない。人体は細胞膜を作って神経鞘や大部分の脳の表面を覆うのに、コレステロールを使っている。ホルモンを作る重要な要素であり、それがないとテストステロン、エストロゲン、プロゲステロン、コルチゾールの値を適切なレベルに保つことができない。

さらに重要なのは、コレステロールがないと死んでしまうということだ。実際、加齢によるコレステロール低下が大きいほど、死のリスクが高い。一定の状況の下では、コレステロールが高いことが実際に長寿をもたらす。

コレステロールについては、あなたが摂取する脂質の種類が脂質の量より重要だ。トランス脂肪または水素添加油と精製植物油（オメガ6多価不飽和脂肪酸）はコレステロールの異常を促進するが、魚由来のオメガ3脂肪酸やナッツ、オリーブオイルに含まれる一価不飽和脂肪酸は、実は人体内で作られるコレステロールの種類と量を改善する。

実際に、**コレステロール異常の最大の原因は決して脂質ではない――それは糖質だ。**あなたが摂取する糖質は体内で脂質に変化する。そして最悪の犯人は異性化糖だ。私たち医師はコレステロールの問題を抱えた患者を診るが、その問題の大半については、炭酸飲料やジュース、加工食品に含まれる異性化糖（ブドウ糖果糖液糖）の摂取が栄養面での一番の原因となっている。果糖が問題なのは、多量に摂取すると、肝臓内のコレステロール生産工場が作動し始めるためで、これは脂質生（合）成と呼ばれている。[27]『米国臨床栄養学会誌』に掲載されたある研究報告は、糖質の摂取がコレステロールに及ぼす影響を調査している。研究では、糖質摂取に関する39件のランダム化比較試験についてメタ分析を行った。全体的に糖質を多く摂取する人は、トリグリセリド、LDLコレステロール、総コレステロールの値が有意に高かった。またこの影響は、糖質の多い炭水化物食を摂取しても体重に変化がなかった場合でも発生した。つまり、**コレステロールを悪化させるのは体重の増加ではなく、糖質**なのだ。

そういうわけで、**本当に懸念すべきなのは、血液中のコレステロールの量ではなく、食**

---

27. Schwarz JM, Noworolski SM, Wen MJ, et al. Effect of a high-fructose weight maintaining diet on lipogenesis and liver fat. J Clin Endocrinol Metab. 2015 Jun;100(6): 2434–42.

事に含まれる脂質と糖質の種類、さらに精製炭水化物である。もちろん、健康に関心がある多くの人たちは、今や、総コレステロールあるいはＬＤＬは、次に記す要因や数値ほど重要ではないことを知っている。

- ＨＤＬコレステロール値とＬＤＬコレステロール値（ＨＤＬコレステロールは理想的には60mg／dℓ以上であること）
- トリグリセリド値（理想的には１００mg／dℓ以下）
- トリグリセリドとＨＤＬコレステロールの比率（理想的には１：１または２：１以下）
- 総コレステロールとＨＤＬコレステロールの比率（理想的には３：１以下）

もうひとつの懸念事項は、血液中のコレステロールが酸敗、あるいは酸化しているかどうかだ。もしそうなら、動脈プラークのリスクが現実化する。酸敗または酸化したコレステロールは、酸化ストレスとフリーラジカルによって生じ、炎症と脂質の悪循環、つまり動脈壁の内側へのプラーク沈着を引き起こす。そして、オメガ6脂肪酸を摂取すると、それは不安定で酸化されやすいため、悪循環の発生が増える可能性がある。コレステロールは体のバンドエイドのようなもので、炎症部分があるとパッチを貼ろうとする。これは真の脅威である。小型で高密度の小型LDLが酸化されると、動脈にプラークつまりコレステロールの堆積が始まり、有害になるのだ。**適切なタイプの脂質に含まれる食事性コレステロールは、いくら摂っても構わない。なぜなら、それは血中コレステロールや心臓病のリスクに何の影響も及ぼさないから**だ。

2013年の米国心臓病学会／米国心臓協会診療ガイドライン作業部会は、総脂質摂取の削減を推奨することをやめ、飽和脂肪酸の削減に限定した。[28] そして、何十年も続けてきた、食事性コレステロールを減らすようにという勧告を完全に諦めたが、そのおかげで、私たちはみな味気のない卵白オムレツを食べ、エビやロブスターを避け続けてきたのだ。ガイドラインは、実際に、**食事性コレステロールは血中コレステロールに影響を及ぼさない**と指摘している。25％の人は、食事性コレステロールでLDLコレステロールが増えるが、同時にHDLコレステロールも上昇するため、結果的にコレステロール・プロファイルへの影響は中立的になるのだ。[29]

政府の2015年食生活指針諮問委員会（DGAC）報告書もまた、総脂質含有量を減らすようにとの勧告は行わず、飽和脂肪酸の削減に限定した。そして1980年にガイドラインが制定されてから初めて、食事性コレステロールの無実が証明されたのである。

---

28. Eckel RH, Jakicic JM, Ard JD, et al; American College of Cardiology/American Heart Association Task Force on Practice Guidelines. 2013 AHA/ACC guideline on lifestyle management to reduce cardiovascular risk: a report of the American College of Cardiology/American Heart Association Task Force on Practice Guidelines. *J Am Coll Cardiol.* 2014 Jul 1;63(25 Pt B): 2960–84.
29. Fernandez ML. Rethinking dietary cholesterol. *Curr Opin Clin Nutr Metab Care.* 2012 Mar;15(2): 117–21.

「これまで『アメリカ人のための食生活指針』は、コレステロール摂取を1日当たり300mg以下に制限してきた。しかし、2015年食生活指針諮問委員会はこの勧告を提案しない。それは、入手可能な科学的根拠が、食事性コレステロールの摂取と血清コレステロールの間に特段の関係があることを示していないためである。この内容は、米国心臓病学会／米国心臓協会診療ガイドライン作業部会報告書の結論と一致している。**コレステロールは過剰摂取を懸念すべき栄養素ではない**[30]」。

すべてを決めるのは遺伝子ではなく、環境

コレステロールを減らすことは私たちが考えるほど優れた解決策ではなく、しかもスタチンに効果がないとすると、心臓病にかかってしまった場合、どう治療すれば良いのだろうか？　また、血液中のコレステロールが適切であること――高HDL、低LDL、低トリグリセリドで、コレステロール粒子は高密度で硬い小型粒子ではなく、低密度で軽い大型粒子であること――を確認するにはどうすれば良いのか？

現在の私たちの心臓病の予防と治療に関する考え方は、よくて見当違い、悪ければ有害

30. 2015 Dietary Guidelines Advisory Committee. Scientific report of the 2015 Dietary Guidelines Advisory Committee. Office of Disease Prevention and Health Promotion. http://www.health.gov/dietaryguidelines/2015-scientific-report/06-chapter-1/d1-2.asp#endnote-ref-35. February 2015.
31. Mozaffarian D, Wilson PW, Kannel WB. Beyond established and novel risk factors: lifestyle risk factors for cardiovascular disease. *Circulation.* 2008;117 (23) : 3031–38.
32. Menke, A., Muntner, P., Batuman, V., Silbergeld, E. K., & Guallar, E. (2006) . Blood lead below 0.48 μ mol/L (10 μ g/dL) and mortality among US adults. *Circulation*, 114 (13) , 1388-1394.

でさえある。ほとんどの医師は、薬でコレステロールを減らして血圧を下げ、血糖を減少させることで、心臓病の原因を治療していると信じている。しかし、本当の疑問は「そもそも高コレステロール、高血圧、また高血糖をもたらしているのはいったい何か？」である[31]。それは決して投薬治療の不足ではない。

また、すべてを遺伝子のせいにしてはならない。リスクを決めるのは、あなたの遺伝子に働きかけている環境である。食事の内容、運動量、ストレスへの対処方法、体内での環境有害物質の処理の仕方[32]が、高コレステロール、高血圧、高血糖、そして心臓病の根底にある原因だ。

『アーカイブス・オブ・インターナル・メディシン』誌に掲載された、「ＥＰＩＣ(European Prospective Investigation into Cancer and Nutrition)（欧州のがんと栄養に関する前向き調査）」による10カ国50万人以上の人々を対象とした研究では、その一部である2万3000人を対象に、4つの単純な行動——禁煙、1週間当たり3・5時間の運動、健康食（果物、野菜、豆、全粒穀類、ナッツ、種子、限られた量の肉）の摂取、それに健康体重の維持（肥満指数ＢＭＩが30未満）について、その遵守状況を検討している。これらの行動を遵守した人たちは、糖尿病の93％、心臓発作の81％、脳卒中の50％、そし

33. Ford ES, Bergmann MM, Kröger J, Schienkiewitz A, Weikert C, Boeing H. Healthy living is the best revenge: findings from the European Prospective Investigation into Cancer and Nutrition-Potsdam study. *Arch Intern Med.* 2009 Aug 10;169 (15) : 1355-62.
34. Yusuf S, Hawken S, Ounpuu S, et al; INTERHEART Study Investigators. Effect of potentially modifiable risk factors associated with myocardial infarction in 52 countries (the INTERHEART study) : case-control study. *Lancet.* 2004;364 (9438) : 937-52.

てがんの36%を予防することができた[33]。さらに、2004年に『ランセット』誌に発表された「INTERHEART（インターハート）」の研究は、3万人を追跡調査し、生活習慣を変えれば、心疾患の少なくとも90%を予防できることを見いだした[34]。

これらの研究は、生活習慣への介入が、循環器疾患、高血圧、心不全、脳卒中、がん、糖尿病、そしてあらゆる原因による死亡を減らす上で、他のどんな医学的介入より有効性が高いことを示す膨大なエビデンスベースの一部にすぎない[35]。健康的に体重を落とすライフスタイルは、単に高血圧や高血糖、高コレステロールのような危険因子を減らすだけではない。それによって、基本的な生体メカニズム——炎症、酸化ストレス、栄養水準、代謝機能を調節する遺伝子の発現に影響するのだ。これらが、私たちが病気になる本当の原因である。

根底にある原因を無視して危険因子だけを治療するのは、水があふれている流しの蛇口を閉めずに、床をモップで拭き回るようなものだ。生活習慣という原因に対処すると、患者は薬剤治療や手術をしないで快方に向かうことがよくある。

これらの重要な生体機能をコントロールしてバランスを維持するには、遺伝的素因だけでなく、健康全般に目を向ける必要がある。遺伝子、生活習慣、そして環境が最終的にあなたのリスク——そして人生の成果を決定づけるのである。

35. American College of Preventive Medicine. *Lifestyle Medicine — Evidence Review.* http://www.acpm.org/?page=LifestyleMedicine. June 30, 2009. Accessed September 18, 2009.

幸いなことに、遺伝子に適切な食物を与えて正しく扱えば、遺伝子を自分でコントロールできる。**健康と病気を制御する遺伝子のスイッチをオン・オフする情報として食物が働く仕組みを調べる科学は、ニュートリゲノミクスと呼ばれている。**そして、食事以外に、ストレスや活動レベルなど他の多くの要因が遺伝子の発現と機能に影響を及ぼしている。

心臓病の最大の危険因子は糖尿病予備軍または2型糖尿病——糖尿肥満だ。糖と精製炭水化物の過剰摂取で生じるインスリンと血糖値の異常、つまり糖尿肥満によって、今では、アメリカ人の2人に1人、ティーンエイジャーの4人に1人が健康を損ねている。

最大の危険因子として糖尿肥満と並ぶのが炎症である。では、何が炎症の原因となるのだろうか？

- 質の悪い食生活（糖質が多い、精製炭水化物、加工食品、食物繊維が少ないなど）
- 座りがちのライフスタイル
- ストレス
- 食物アレルギー（グルテンや乳製品など）

・隠れた感染症（歯周病など）
・有害物質（水銀や殺虫剤など）

炎症のすべての原因に対処することが、肥満の解消のみならず心臓病（さらに肥満、がん、糖尿病、認知症など加齢に伴うほぼすべての病気）の予防に絶対不可欠である。

こうした要因の多くは相乗的に働き、炎症があると、同時に作用する。私は皆さんに、総合的な医学評価を受けて何が本当のリスクかを調べ、炎症の有無と原因を評価するようすすめている。たとえば、グルテン感受性（グルテンを分解、消化する酵素の不足・欠如により、体に不調が現れること）は心臓発作による死亡の引き金となるが、診断されていないことが多い[36]。

ハーバード大学が行った重要な研究によれば、血液検査でＣ反応性タンパク（ＣＲＰ）と呼ばれる炎症指標が高い人は、コレステロールが高い人より心臓病のリスクが高かった。**コレステロール値は正常であってもＣＲＰが高い人には保護的には作用しない**のだ。

ＣＲＰとコレステロールの値が共に高い人のリスクは最大だった。

36. Ludvigsson JF, Montgomery SM, Ekbom A, Brandt L, Granath F. Small-intestinal histopathology and mortality risk in celiac disease. *JAMA.* 2009 Sep 16;302(11): 1171–8. Ganguly P, Alam SF. Role of homocysteine in the development of cardiovascular disease. *Nutr J.* 2015 Jan 10;14:6.

もうひとつ、簡単に治療できる心臓病の危険因子がある。血液中のホモシステイン（心臓保護の重要栄養素である葉酸とビタミンB_6およびB_{12}の体内濃度に関係している）の値を測る検査があり、ホモシステインの値が高いと酸化ストレスと炎症を引き起こし、心臓病の原因となる可能性がある。だがそれは、適当な種類の葉酸とビタミンB_6およびB_{12}を摂取することにより簡単に治すことができる。

あなたの体について調べよう

血糖とインスリンのアンバランス、炎症、ホモシステイン（葉酸）などの栄養素レベル、凝固因子、ホルモンその他の、循環器疾患リスクに影響を及ぼす要因を確認する特別の検査がある。もし自分の全体的リスクを試験したければ、かかりつけの医師に依頼して次のような検査を行うことができる。

- 総コレステロール
- HDLコレステロール

・LDLコレステロール
・トリグリセリド

それぞれの検査の結果は、次のようなかたちが望ましい。

・総コレステロールは200mg／dℓ未満であること（これはコレステロールの全体プロファイルと危険因子による）。
・トリグリセリドは100未満であること。
・HDLコレステロールは60mg／dℓより大きいこと。
・LDLコレステロールは理想的には80mg／dℓ未満であること。これもまた、あなたの全体プロファイルと危険因子による。
・総コレステロールとHDLコレステロールの比率は3：1以下であること。
・トリグリセリドとHDLコレステロールの比率は1：1または2：1より大きくないこと。この比率が上昇するとインスリン抵抗性を示している可能性がある。

MMR脂質プロファイル検査またはカーディオーQリポタンパク質分別検査（イオン移

動度）

・ＭＭＲ（核磁気共鳴）検査（ラボコープ社から入手可能）はＭＲＩスキャンでコレステロールを調べて粒子の大きさを評価する。粒子サイズは循環器疾患リスクの真の決定因子である。クエスト・ダイアグノスティクス社の提供によるカーディオＩＱテストは異なる技術を用いている。食事を変えたら、この粒子サイズを追跡することが大事だ。これらは、あなたが本当に受けるべき唯一のコレステロール検査である。全ＬＤＬ粒子数は１０００以下で、小型ＬＤＬ数は４００を超えないこと（ただし理想的にはまったくないほうがいい）。

ブドウ糖インスリン負荷試験

空腹時、75グラムのブドウ糖負荷から1時間後および2時間後の血糖値そしてインスリンの値を測定することが、糖尿病予備軍とインスリンの過剰な上昇、さらに糖尿病の診断に有効である。また簡単に空腹時とブドウ糖摂取30分後の検査を行うこともでき、これは糖尿肥満の指標としてほぼ同じく有用性が高い。空腹時血糖値は70〜80㎎／dℓ、1時間および2時間後血糖値は１２０㎎／dℓ以下であること。空腹時インスリンは5以下、そして1

時間および2時間後インスリンの値は30以下でなければならない。

大半の医師は血糖値だけをチェックし、インスリンを調べようとしないが、最初に上昇するのはインスリンだ。血糖値が上昇する頃には列車はすでに駅を出ている。血糖値だけではなく、必ずインスリンを測ってもらうようにしよう。

ヘモグロビンA1c

この検査は過去6週間の平均血糖値を測定する。5・5%を超える値はすべて高い。空腹時血糖を測るだけの検査では、早期の問題発見に十分ではない。

高感度C反応性タンパク

身体の炎症を示すこのマーカーは、全体的リスクという視点で理解する上で絶対不可欠である。高感度C反応性タンパクは1・0㎎/L以下でなければならず、理想的には0・7㎎/L以下が望ましい。

ホモシステイン

ホモシステインは葉酸の状態を検査するもので、1リットル当たり6〜8マイクロモルでなければならない。

酸化LDLコレステロール

この検査は血液中の酸化または酸敗コレステロールの量を調べるもので、値は正常な範囲に収まっていなければならない。この検査はラボコープ社から提供されている。

フィブリノーゲン

これは血液の凝固を調べる検査で、300㎎／dℓ以下でなければならない。

リポタンパク（a）

これは、特に男性で、心臓病のリスクを増やす可能性のあるもうひとつの要因である。その大部分は遺伝的に決まるものであり、検査値は30㎎／dℓ以下でなければならない。

グルテン抗体

IgG・IgA抗グリアジン抗体やIgA・IgG組織トランスグルタミナーゼ抗体の

検査は、小麦・大麦・ライ麦・スペルト小麦・オート麦に含まれるグルテンへの免疫反応を測定するもので、炎症と心臓病（およびその他多数の健康問題）の隠れた原因を特定するのに効果的である。

少しでも抗体があれば、グルテンに対する反応があることを示している。ヒトの身体はグルテンに対する自己免疫抗体を作ってはならない。「正常」レベルはまったく存在しない。

遺伝子や単一ヌクレオチド多型（SNP）

遺伝子検査はまた心臓病リスクの評価にも効果的である。膨大な数の遺伝子がコレステロールや代謝を調節している。たとえば、次のようなものだ。

・アポリポタンパクE遺伝子
・コレステロールエステル転送タンパク遺伝子
・ホモシステインを調節するメチレンテトラヒドロ葉酸還元酵素（MTHFR）遺伝子

高速CTスキャンとEBTスキャン

心臓の高速X線スキャンは心血管系に疾患がある場合の診断に役立つ。全般的なプラーク断面積や石灰化スコアを評価する支えとなり、どのくらい積極的な介入が必要かという情報を与えてくれる。スコアが100より高ければ要注意であり、400を超えるスコアは重大な循環器疾患のリスクを示している。

頸動脈血管内膜厚

超音波を用いて首の動脈のプラークを調べる検査であり、心臓病と脳卒中のリスクに関係している。

第6章 最新エビデンスが証明した内臓脂肪を解消する油

世界の最新エビデンスにもとづき、摂るべき脂質、避けるべき脂質と心臓病リスクの考え方について学んできた。ここからは、私たちが日常で摂取する大きなカテゴリーの食品を事例にあげつつ、世間一般に信じられている「誤解」を解いていこう。本章で取り上げるのは「植物油」である。

すでにご存じのように、「飽和脂肪酸の摂取を減らそう」というメッセージの直後に続くのは、PUFAつまり多価不飽和脂肪酸、特にオメガ6脂肪酸をもっと食べようというメッセージだ。この脂質のことは誰でもよく知っている。ごく一般的な「植物油」で、私たちはこれを食べて育ったのだ。コーン油、大豆油、菜種油、サフラワー油、ヒマワリ油など、高度に精製・処理された、透明で味のない油である。

20世紀初めには、植物油は食品業界でほとんど知られていなかった。産業革命後に、私たちは種子、穀類、豆類を精製油に加工する方法を学んだのだ。多くの人が驚くのは、牛肉や鶏肉がオメガ6脂肪酸の大きな供給源になっていることだ。なぜそうなるのだろうか？　それは、農業経営の工業化とともに、農家が飼料を牧草からトウモロコシや穀物に切り替えたためで、今ではそうしたオメガ6植物性脂肪が「動物性」脂肪のかなりの部分を占めている。健康は食べ物で決まる。もっと正確に言えば、健康はあなたの食べ物が食べている物で決まるのだ。

精製油が食生活に取り入れられ、野生動物の捕獲や牧草による家畜飼育から工業的な家畜生産に移行した結果、私たちの食事に含まれるオメガ6脂肪酸は急激に増加し、その一方でオメガ3脂肪酸は減少した。**現在、私たちはオメガ3オイルの10倍ものオメガ6オイルを口にしており、なかには20倍食べる人もいる。**何が正しい比率かは明らかでないが、かなり調子が狂っていることは確かだ。

バランスが非常に大事なのだ。**オメガ6脂肪酸は体内の炎症に油を注ぐが、オメガ3脂**

肪酸には抗炎症作用がある。何より重要なことは、オメガ6脂肪酸は組織内の抗炎症性オメガ3脂肪酸の利用可能性を減らして（炎症をひどくし）、植物由来のオメガ3（ALA）から体内の活性型オメガ3（EPA/DHA）への変換を40％阻害することだ。つまり、オメガ3脂肪酸を摂取しても、オメガ6脂肪酸が過剰にあると、オメガ3脂肪酸が本来の効果を発揮できないのである。

オメガ3脂肪酸で死亡リスクが下がる

最初にして最大の研究、そして私が最も検討したい研究である「Lyon Diet Heart Study（リヨン心臓研究）」は、食事のオメガ3脂肪酸を増やした結果、心臓発作による死亡のリスクが70％低下することを見いだした。この研究は、多価不飽和脂肪酸が健康に良いという考えを裏付けるために引用されることが多い。だが肝心なのは、PUFAつまり多価不飽和脂肪酸がすべて同じ働きをするわけではないことだ。オメガ3は保護的に働くが、オメガ6は過剰にあると悪影響を及ぼす。[1] そして、「リヨン心臓研究」では、実際にオメガ6脂肪酸の摂取量を減らして、オメガ3脂肪酸を増やしている。この研究がオメガ6オイルの宣伝に使われるとき、なぜこの事実が無視されるのか、さっぱりわからな

1. Ramsden CE, Hibbeln JR, Majchrzak-Hong SF. All PUFAs are not created equal: absence of CHD benefit specific to linoleic acid in randomized controlled trials and prospective observational cohorts. *World Rev Nutr Diet.* 2011;102: 30-43.

い。

確立された考えを批判するのは難しいものだ。しかし私たちは、もっと深いところに目を向け、飽和脂肪酸をやめて多価不飽和脂肪酸の摂取を増やすようにという勧告についてじっくり考える必要がある。標準的な方針では、飽和脂肪酸は悪玉で多価不飽和脂肪酸は善玉ということになっている。これを解明する唯一の方法は、このテーマに関する過去すべての研究を徹底的に調べ上げることだ。多くの勇気ある科学者がこの神聖化された領域に足を踏み入れ、現状に風穴を開けた。彼らは米国国立衛生研究所（ＮＩＨ）所属の科学者で、何の利益相反もない。一方、この論争に加わっている他の多くの科学者は、食品業界から資金提供を受けている。

指導的発言を行うのは、米国国立衛生研究所のクリス・ラムズデン博士とジョセフ・ヒベルン博士の2人で、この議論を深く考察している。一連の論文で[2]、彼らは歴史を掘り起こし、１９６０年代の隠れたデータまでさかのぼって、このテーマに関するすべての研究を再検討した。お話ししたように、研究調査には主として2種類のタイプがある。１つ目は集団研究または観察研究で、それは相関を示すことはできるが原因と結果を証明するも

2. Ramsden CE, Hibbeln JR, Majchrzak SF, Davis JM. N-6 fatty acid-specific and mixed polyunsaturated dietary interventions have different effects on CHD risk: a meta-analysis of randomized controlled trials. *Br J Nutr.* 2010 Dec;104 (11) : 1586-1600.

のではない。物事の相互関係（脂質と心臓病のような関係）を強調するのには便利だが、人を間違った方向に誘導する可能性がある。というのは、相互関係は示せても、原因と結果を証明しているわけではないからだ。そのため2つ目のタイプの研究、つまり実証研究が必要となり、それはランダム化比較試験と呼ばれることが多い。これをきちんと行えば、原因と結果を証明することができる。食品の脂質について私たちが行うアドバイスのほとんどは、集団調査型研究に基づいており、それは食事への介入を大規模に行うのはきわめて困難なことが多いためである。しかし、重要な実証研究もいくつか存在しており、ラムズデンとヒベルン両博士はそれらをすべて再検討し、脂質と飽和脂肪酸の長い議論の歴史に目を通した上で、一般の社会通念とは異なるオメガ6脂肪酸の実態を描き出している。

彼らの発見は次のようなものだ。

1. オメガ3とオメガ6脂肪酸を一緒に摂取した場合の研究の再検討によれば、心臓発作による死亡は実際に27%減少した。
2. オメガ6脂肪酸だけを増やした研究では、心臓発作の13%の増加が見られた。

3. オメガ6脂肪酸だけを用いたランダム化比較試験（オメガ3脂肪酸は不使用）では、飽和脂肪酸とトランス脂肪酸を減らしたにもかかわらず、死亡のリスクが上昇した。
4. 彼らが依拠していた現在の勧告と分析の多くは、多くの重要な研究を考慮に入れず、さらに、オメガ3脂肪酸だけを摂取した人の研究と、オメガ3とオメガ6脂肪酸を組み合わせて摂取した人の研究を区別していなかった。

たとえば、よく引用され、多くの科学者が多価不飽和脂肪酸の摂取勧告を支持する（それはオメガ6植物油をもっと摂ろうという食品政策につながる）のに欠かせないと考える研究が、「Oslo Diet-Heart Study（オスロ・ダイエット・ハート研究）」である。参加者は肉と卵の代わりに魚、貝、「鯨肉」を食べるように指示された。すべてオメガ3脂肪酸を豊富に含む食品である。さらに、相当な量のノルウェー産イワシのタラ肝油漬け缶詰が「パン用スプレッド」として与えられた。これは16個の魚油カプセルとほぼ同等で、イタリアの研究で与えられた量（心臓突然死を40％、全体死亡を20％減らすことができた）の約5倍に相当する。[3] 参加者はまた、トランス脂肪酸をやめて精製穀物と糖類の摂取を制限

3. Dietary supplementation with n-3 polyunsaturated fatty acids and vitamin E after myocardial infarction: results of the GISSI-Prevenzione trial. Gruppo Italiano per lo Studio della Sopravvivenza nell'Infarto miocardico. *Lancet.* 1999 Aug 7;354 (9177) : 447–55.

するように指示された。これらもすべて心臓病リスクを減らす要因である。しかし、この研究は高水準のオメガ6摂取に効果があることをまったく証明できなかった。ただひとつ明らかになったのは、オメガ3脂肪酸の摂取を増やしてトランス脂肪酸、精製穀物や糖類を減らすと、病気を予防する効果があるということだった。

食事のオメガ6系多価不飽和脂肪酸を増やすことを推奨する根拠になっている最近の大規模分析で言及された唯一の調査は、男性4393人と女性4664人を対象に行われた「Minnesota Coronary Survey（ミネソタ心臓発作調査）」で、それはオメガ6脂肪酸の増加だけに着目したものである。参加者の女性については、最初の年に心臓発作のリスクが2倍以上になった。心臓発作のリスクが増えたのだ！　コーン油とサフラワー油（大部分はオメガ6リノール酸）を使った他の研究では、参加者の心臓発作およびすべての原因による死亡リスクが4・64倍に増加した。オメガ6オイルの過剰摂取で悪い結果が464％増加したのだ。先に述べたランダム化比較試験、「リヨン心臓研究」は、心臓発作のリスクが70％減少することを見出したが、それは、オメガ6脂肪酸の量をカロリーの5％未満に減らし、オメガ3脂肪酸を増やした唯一の研究である。

健康食品と宣伝されてきたオメガ6にフィナーレを告げたのが、「Sydney Diet Heart Study（シドニー・ダイエット・ハート研究）」だ。[4] ラムズデンとヒベルン両博士は、

---

4. Ramsden CE, Zamora D, Leelarthaepin B, et al. Use of dietary linoleic acid for secondary prevention of coronary heart disease and death: evaluation of recovered data from the Sydney Diet Heart Study and updated meta-analysis. *BMJ.* 2013 Feb 4;346.

1966～1973年に行われた大規模ランダム化比較試験を、すべてオリジナル・データに立ち返って調べ上げた。この研究は、サフラワー油に含まれるオメガ6オイルを増やして飽和脂肪酸の摂取をやめると、心臓病リスクに影響を与えるかどうかを調べるためのものだった。参加者はサフラワー油をカロリーの15％まで増やし、飽和脂肪酸を10％以下に、コレステロールを1日300ミリグラム以下に減らすよう指示された。サフラワー油には、炎症を起こす脂質のリノール酸が多量に含まれている。

そして、その研究から何がわかったのか？　飽和脂肪酸とコレステロールを多く摂ったグループに比べると、リノール酸のオメガ6脂肪酸を多く食べたグループでは、心臓発作と心臓死のリスク、すべての原因による全般の死亡リスクが高かった。実際に、オメガ6のグループでは、コレステロールの値は顕著に下がったにもかかわらず、心臓発作のリスクは37％増加していた。

なぜそうなるのか？　**オメガ6脂肪酸、リノール酸は人体に多大な悪影響をもたらす可能性があることが判明した**のだ。心臓病をもたらす深刻な影響である。

第一に、オメガ6脂肪酸は酸化あるいは腐敗しやすく、そうなると、実際に摂取するなどのコレステロールも心臓病を引き起こす傾向が強くなる。これらの脂質はOXLAM、つまり酸化リノール酸代謝生成物と呼ばれ、腐敗した脂質と考えれば良い。それが動脈のコレステロールのプラークを増やすのだ。酸化ストレスを大きくする要因――喫煙、過剰な飲酒、果物や野菜などの抗酸化食材の不足――これらはすべて心臓病（そしてすべての慢性病）を増加させる。

そして、このように主張する米国国立衛生研究所の科学者は独りではない。２０１４年の『メイヨー・クリニック・プロシーディングズ』誌に新たなレビューが発表されたが、これはすべての関係文献を調査し、飽和脂肪酸を減らしてオメガ6脂肪酸を増やすように奨める現行の勧告は根拠が不十分であると指摘している。[5] しかし、残念なことに、このアドバイスは政府のどの諮問グループの勧告にもまだ反映されていない。

はっきりしているのは、私たちが過去50年以上にわたって、完全に間違ったアドバイスを受けてきたことだ。私たちは**飽和脂肪酸とコレステロールをなくしてオメガ6多価不飽和脂肪酸を増やし、炭水化物の摂取を増やすように言われてきた。これは社会政策の大変な失敗**であり、私たちが栄養研究の課題に取り組む入口となってきた。変革すべき時が来たのである。

米国心臓協会のオメガ6脂肪酸に関する勧告には欠陥がある。

5. Ravnskov U, DiNicolantonio JJ, Harcombe Z, Kummerow FA, Okuyama H, Worm N. The questionable benefits of exchanging saturated fat with polyunsaturated fat. *Mayo Clin Proc.* 2014 Apr;89(4): 451–53.

人工の植物油を信用するな

米国心臓協会（AHA）は、成人の飽和脂肪酸の摂取をカロリーの5%以下にするように勧告し、代わりにリノール酸が豊富な（オメガ6多価不飽和脂肪酸）植物油を使うよう促している。米国心臓協会は、少なくともカロリーの5〜10%をオメガ6多価不飽和脂肪酸の形態で摂取するようにすすめている。この論理的根拠は、リノール酸が飽和脂肪酸とは異なり、LDLコレステロール値を下げるからだ。

その結果、リノール酸（オメガ6脂肪酸）の平均摂取量は1960年から急上昇し、2000年代前半からはさらに劇的に増加している。アメリカ人は今日、少なくとも1960年代の2倍の量のリノール酸を消費しているのだ（1960年には1日当たりカロリー摂取量の3%だったが、今は、少なく見積もっても7%になっている）。

2010年、サウサンプトン大学栄養研究所の科学者、フィリップ・C・カルダーは、リノール酸に関する勧告の分析結果を公表した。[6] 彼は、エビデンスにもとづいて、リノール酸はLDLコレステロールを減らす一方で、コレステロールの酸化（酸敗する）と炎症を発生させやすく、その結果、動脈へのコレステロール沈着、アテローム性動脈硬化症の

6. Calder PC. The American Heart Association advisory on n-6 fatty acids: evidence based or biased evidence? *Br J Nutr.* 2010 Dec;104(11): 1575-76.

増加を招く可能性があると警告した。さらに、がんを進行させることを示すいくつかの証拠もある。ある英国の専門委員会は次のように警告している。「オメガ6ＰＵＦＡの過剰な摂取は慎重にすべき理由があり、エネルギーの約10％以上を〔n-6 PUFAとして〕摂取する人口の割合が増えないように勧告する」。

カルダー博士によれば、リノール酸の消費をなぜ適度に抑えるべきかについては多くの理由がある。しかし、最大の理由は、それが炎症促進性のあるアラキドン酸を増やすこと、そしておそらくもっと重要なことは、アラキドン酸がオメガ3脂肪酸の拮抗物質として作用するためである。

最近になって、米国心臓協会は勧告を公表し、オメガ6脂肪酸を増やすメリットを明らかにしたが、潜在的有害性については触れなかった。勧告は炎症、血栓症、ＬＤＬコレステロール酸化の懸念には根拠がないと主張している。

しかしカルダー博士は、米国心臓協会の勧告には欠陥があると主張している。勧告の裏付けとなる科学的根拠の大部分は、観察的研究によるものである。ランダム化比較試験も含まれているが、それらの比較試験の大半には研究設計上の欠陥がある。「これらの限界は勧告の作成に当たって考慮されなかったようだが、それは重要な科学的結論〔飽和脂肪酸を多価不飽和脂肪酸に置き換えたことにより心血管系疾患が減少したという結論）に影響を与えたかもしれない。この結論は明らかにオメガ6脂肪酸（あるいはリノール酸）に特化した総括ではなく、多価不飽和脂肪酸（保護的なオメガ3脂肪酸が含まれる）、オメガ6多価不飽和脂肪酸、そしてリノール酸の間の境界をやや不鮮明にしている」とカルダー博士は述べている。

米国心臓協会の勧告と推奨はランダム化比較試験にもとづいているが、それはオメガ6多価不飽和脂肪酸またはリノール酸の問題を抜き出して取り扱ってはいない。「むしろオメガ6とオメガ3の多価不飽和脂肪酸が混ざって含まれていることが多い」。そしてそのために――またその他の理由から――アメリカ人はオメガ6多価不飽和脂肪酸の摂取を推奨するすべての勧告に慎重であるべきだ、とカルダー博士は記している。実際に、オメガ3をオメガ6脂肪酸から分離したその他ほとんどの研究で、オメガ3脂肪酸がないと効果が発揮されず、さらにオメガ6脂肪酸は心臓発作による死亡のリスクを上昇させることが明らかになっている。食事のオメガ6脂肪酸摂取を増やすことによる、その他のリスクをいくつか見てみよう。

植物油が世界中を肥満にした

米国国立衛生研究所のジョセフ・ヒベルン博士は、オメガ6油が健康に与える影響を調査してきた。[7] 博士によれば、オメガ6脂肪酸の過剰摂取とオメガ3脂肪酸の過少摂取は以下の疾病の増加をもたらしている。[8]

- 循環器疾患
- 2型糖尿病[9]
- 肥満
- メタボリックシンドローム（糖尿病予備軍）
- 過敏性腸症候群や炎症性大腸炎
- 黄斑変性症（加齢性失明）
- リウマチ性関節炎
- ぜんそく
- がん

7. Hibbeln JR, Nieminen LR, Blasbalg TL, Riggs JA, Lands WE. Healthy intakes of n-3 and n-6 fatty acids: estimations considering worldwide diversity. *Am J Clin Nutr.* 2006 Jun;83(6 Suppl): 1483S–93S.
8. Patterson E, Wall R, Fitzgerald GF, Ross RP, Stanton C. Health implications of high dietary omega-6 polyunsaturated fatty acids. *J Nutr Metab.* 2012;2012:539426.
9. Maingrette F, Renier G. Linoleic acid increases lectin-like oxidized LDL receptor-1 (LOX-1) expression in human aortic endothelial cells. *Diabetes.* 2005 May;54(5): 1506–13.

・精神障害
・自己免疫疾患

潰瘍性結腸炎についての別の研究では、リノール酸摂取量が最も高いグループで炎症性大腸炎のリスクが250％上昇している。[10]

ヒベルン博士は、自らのレビューで次のように述べている。「世界の過去1世紀にわたるLA（リノール酸）摂取の増加は、規制のないきわめて大規模な実験であり、それが攻撃性、抑うつ、心血管死といった社会的負担の増加をもたらした可能性も考えられる。現代文明の多くの病、うつ病、心臓病、肥満は、食べ物の脂質構成の急速で劇的なシフトに関係していることが十分あり得るのだ」。

彼はさらに続ける。「国民レベルでオメガ3脂肪酸の組織内濃度を上げれば、世界中で最大の疾病負担となっている病気を減らすことにより、ヘルスケアコストの大幅削減に寄与するかもしれない」。

10. IBD in EPIC Study Investigators, Tjonneland A, Overvad K, et al. Linoleic acid, a dietary n-6 polyunsaturated fatty acid, and the aetiology of ulcerative colitis: a nested case-control study within a European prospective cohort study. *Gut.* 2009 Dec;58 (12) : 1606–11.
11. Adoption of genetically engineered crops in the U.S. USDA Economic Research Service. http://www.ers.usda.gov/data-products/adoption-of-genetically-engineered-crops-in-the-us/recent-trends-in-ge-adoption.aspx. July 14, 2014. Updated July 9, 2015.
12. GMO Health Risks. Institute for Responsible Technology. http://responsibletech nology.org/gmo-education/health-risks/. December 20, 2013.

遺伝子組み換え食品の疑惑

植物油の多くは、遺伝子組み換え作物（遺伝子組み換え生物、またはGMO）から作られている。[11]

遺伝子組み換え作物は激しい議論の的となっており、悪いものとばかりは言えないが、科学的にいくらかの懸念がある。 米国環境医学アカデミー（AAEM）は、「いくつかの動物試験で、遺伝子組み換え食品によると見られる重大な健康リスクが指摘された」と報告している。不妊、免疫系障害、老化の加速、インスリン調節の障害、主要臓器や消化管系の変化などである。AAEMは医師に対して、遺伝子組み換え食品を避けるよう患者に助言することを依頼している。[12]

私たちが大量に摂取している大豆油には、オメガ6脂肪酸がたっぷり含まれている。米国の大豆作物の94%は遺伝子組み換えによるものだ。

遺伝子操作を受けた大豆は、雑草を選択的に枯らすグリホサート（商品名はラウンドアップ）という除草剤に耐性を持つように作られている（ready）ことから、ラウンドアップレディ大豆と呼ばれている。これには、世代が変わるたびに不妊率が上昇するな

13. GMO Health Risks. Institute for Responsible Technology. http://responsibletech nology.org/gmo-education/health-risks/. December 20, 2013.
14. Ayyadurai VAS, Deonikar P. Do GMOs accumulate formaldehyde and disrupt molecular systems equilibria? Systems biology may provide answers. *Agricultural Sci-ences*. 2015;6: 630–62.
15. Velimirov A, Binter C, Zentek J. Biological effects of transgenic maize fed in long term reproduction studies in mice. *Biosicherheit.de*. http://www.biosicherheit.de/pdf/aktuell/zentek_studie_2008.pdf. November 11, 2008.

ど、健康への多くの悪影響がある。[13] 最新の調査によると、モンサント社が作る遺伝子組み換えラウンドアップレディ大豆は、ホルムアルデヒド（有害である）を生成し、グルタチオン（天然の強力な抗酸化剤）を激減させる。[14] これらの影響をもたらす大豆の遺伝子は、ヒトの腸内バクテリアに導入される可能性がある。つまり、**遺伝子組み換えによる食品の摂取をやめた後も長く、その遺伝子組み換えタンパクを体内で作り続ける可能性があるの**だ。あなたは、自分やわが子の健康状態がどうなるのか、本当に試してみたいのだろうか？

２００８年11月に公表されたオーストラリア政府の研究によると、マウスに遺伝子組み換えによる穀物を多く与えるほど、マウスが産む子どもの数が減少し、しかも体も小さかった。[15] ベイラー医科大学の研究者は、遺伝子組み換えトウモロコシの穂軸を寝床にして育てたラットが「子どもを産まず、繁殖行動も行わない」[16] ことを偶然に発見した。

２０１５年に『ランセット・オンコロジー』誌に掲載された、11カ国17人の独立専門家による文献の再調査にもとづく研究で、モンサントの除草剤ラウンドアップには発がん性があることが判明した。[17] 世界保健機関は、グリホサート（ラウンドアップ）には「おそらくヒトに対する発がん性がある」という声明を発表した。[18]

---

16. Markaverich B, Mani S, Alejandro MA, et al. A novel endocrine-disrupting agent in corn with mitogenic activity in human breast and prostatic cancer cells. *Environ Health Perspect.* 2002;110(2): 169–77.
17. Guyton KZ, Loomis D, Grosse Y, et al; International Agency for Research on Cancer Monograph Working Group, IARC, Lyon, France. Carcinogenicity of tetrachlorvinphos, parathion, malathion, diazinon, and glyphosate. *Lancet Oncol.* 2015 May;16(5): 490–91.

アルゼンチンでは、3万人の医師とアルゼンチン・ヘルスプロフェッショナル連盟の医療専門家が、「グリホサートはがんを引き起こすだけでなく、自然流産、出生異常、皮膚病、呼吸器や神経の疾患に関係している[19]」として、グリホサートの全面禁止を要求している。

18. Pollack A. Weed killer, long cleared, is doubted. *New York Times.* http://www.nytimes.com/2015/03/28/business/energy-environment/decades-after-monsantos-roundup-gets-an-all-clear-a-cancer-agency-raises-concerns.html?_r=1. March 27, 2015.
19. Argentina: 30,000 doctors and health professionals demand ban on glyphosate. Sustainable Pulse. http://sustainablepulse.com/2015/04/19/argentina-30000-doctors-and-health-professionals-demand-ban-on-glyphosate/#.VTQd263BzGd. April 19, 2015.

第7章

肉を食べて、内臓脂肪を落とす

脂肪は議論の多いテーマだが、欧米社会で主食となっている肉がテーマとなると、人々はより一層感情的になってしまう。肉の健康作用に関する科学的事実を、倫理上の懸念や環境インパクトの問題から切り離すことは難しい。何が真実なのだろうか。肉は体に良いのか、悪いのか？　おなか周りの脂肪を落とすのに効果的なのか？　心臓病、肥満、がんを引き起こして寿命を縮めるのだろうか、それとも健康と長寿のカギなのか？　北米ロッキー山脈東部の大平原で遊牧を行っていたネイティブアメリカンは、バッファローを主食にしていて、１００歳以上の人の割合が最も高かったが、セブンスデー・アドベンチスト

牧草飼育のグラスフェッド肉

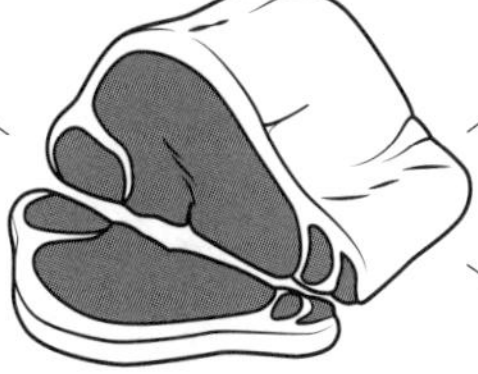
グレインフェッド（穀物の餌で飼育された）肉の2～5倍のオメガ3脂肪酸
減量効果・糖尿病、がんの予防効果がある共役リノール酸が豊富（グレインフェッド肉の2～3倍）
オメガ6脂肪酸が少ない
飽和脂肪酸・ステアリン酸が豊富

の信者はベジタリアンでありながら、世界で最も寿命が長い人々だ。どうなっているのだろう？　肉と野菜、どちらがいいのだろうか？　もしかすると、質問の仕方が間違っているのかもしれない。

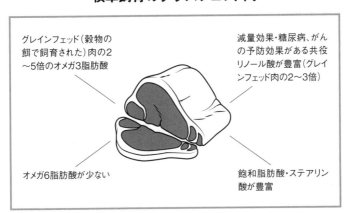

考えられる答えは、**私たちが気にかけるべきは肉食か菜食かではなく、肉食の人の典型的な食事や炎症を起こしやすい加工食品に含まれる、糖と精製炭水化物だということ**である。

肉については非常に多くの議題がある。肉に含まれる飽和脂肪酸やコレステロールを気にする人もいれば、炎症を起こす可能性を心配する人もいる。他には、肉食が腸内細菌の変化につながる可能性があり、それが心臓病に関係するTMAO（トリメチルアミン－N－オキシド）と呼ばれる化合物を作ることを心配する人もいる。なかには、肉を直火で焼く、つまり高温で料理するときにできる、多環芳香族炭化水素や複素環アミンのような発がん物質、あるいは表面をカリカリに調理するときに、タンパクと糖が結合してできる糖化最終産物を理由に肉を避ける人もいる。

肉というテーマは実に複雑である（本を一冊書けるほど多岐にわたる）。まず動物性タンパク全般、特に赤肉の問題について取り上げたい。

肉に関する先行研究の問題点

肉と健康に関する多くの研究のレビューを終えても、肉が良いか悪いかという問題に決定的な答えを出すのは難しいはずだ。なぜだろうか？ それは単に、前述の通り、**食事についての良い研究を行うことが非常に難しい**からである。そのため、肉についての本当に優れた研究は、これまで誰もやったことがない。正しい研究（異なる食事を比べる直接的実験で、すべての食品が提供され、すべての変数が制御される。相関研究ではない）を行うには、何十億ドルもの費用と何十年もの期間が必要で、実行はまず不可能だ。私たちは手元の限られたデータ——原因ではなく、関連性で済ませるしかない。

50〜71歳の男女50万人を10年間追跡調査した、一見印象的な「National Institutes of Health-AARP Diet and Health Study（米国国立衛生研究所と全米退職者協会による食事と健康の研究）」を見てみよう。研究者は、参加者の食事を食物頻度アンケートで評価した。だが、過去1年間に食べた物を本当に覚えているだろうか？ 過去1週間でもどうだろう？ それがこの研究の第一の問題である。食べ物の記憶は、摂取した物を評価するのに最善の方法ではないのだ（ただし、ほとんどすべての研究者はそれで済まさざるを得ないので、それを使っている）。

さらに、彼らが調査していた集団の問題がある。彼らが調査したのは、糖質たっぷりで加工食品が多く、果物と野菜が非常に少ない食事をしている平均的アメリカ人の集団で、煙草を吸いすぎで、運動は少なすぎ、アルコールを飲みすぎていた。食べる肉の量が少ない人ほど健康だったかというと、答えはイエスだ——しかし、なぜなのか？ それは、ヘルシー・ユーザー効果と呼ばれる効果のためかもしれない。[1] 健康を願う人が、一般に病気になると言われるもの（肉、加工食品、糖類、喫煙など）を避け、健康に良いと言われること（運動、果物や野菜を増やす、睡眠など）を行うことによる効果である。**彼らを健康にしているのは彼らの生活習慣全体であり、その健康を肉の摂取が少ないおかげと決めつけるのは難しい。**

1. Shrank WH, Patrick AR, Brookhart MA. Healthy user and related biases in observational studies of preventive interventions: a primer for physicians. *J Gen Intern Med.* 2011 May;26(5):546-50.

「米国国立衛生研究所と全米退職者協会による食事と健康の研究」は、肉、心臓病、がん、死亡の相関関係を確かに確認した。しかし、彼らはまた、肉を食べる人たちは全体として非常に不健康な集団であることにも気づいていた。これらの人々は喫煙量が多く、体重は重く、1日当たり800キロカロリー多く摂取し、運動は少なめで、糖質摂取は多く、アルコールを多飲し、果物や野菜の摂取は少なく（したがって食物繊維が少ない）、ビタミン剤の服用も少なかった。あなたは、彼らの心臓病、がん、そして死亡の比率が高かったことに本当に驚くだろうか？　だが、悲しいかな、メディアに取り上げられる見出しは「肉が殺す」だけなのだ。

問題は、「工業式畜産による肉、多量の精製糖や炭水化物を食べて、果物や野菜をほとんど食べない人、さらに煙草を吸い、太り過ぎで運動はせず、大酒を飲んでビタミン剤を摂取しない人は心臓病になりやすいのか」ということではない。**本当の問題は、グラスフェッド（牧草の餌で飼育された）の肉を食べる人で、健康食品をたくさん食べ、喫煙をせず、運動をしてビタミン剤を摂取する人に心臓病が多いかどうか**である。

ありがたいことに、この問題にすでに取り組んでいる研究者が何人かいる。彼らは、健康意識の高い合計1万1000人の雑食の人（57％）およびベジタリアン（43％）を調査した。つまり、健康食品店で買い物をする肉食の人とベジタリアンだ。[2]この研究は、肉の

2. Key TJ, Thorogood M, Appleby PN, Burr ML. Dietary habits and mortality in 11,000 vegetarians and health conscious people: results of a 17 year follow up. *BMJ.* 1996 Sep 28;313 (7060): 775–79.

摂取を除けばふたつのグループの全体的ライフスタイルと健康習慣が似ていたことを考慮すると、確実性が高い。研究者たちは、**健康意識の高い肉食の人とベジタリアンの双方とも、欧米風の加工食品を食べる平均的な人に比べると総死亡率が半減することを発見**した。心臓病、がん、死亡のリスクに関する菜食主義者のメリット、または肉食の人のデメリットは何も見つからなかった。肉食の人と菜食主義者を比較したこれまでの研究の大半は、ホルモン、抗生物質、殺虫剤を含まないグラスフェッド肉しか食べない「健康的な」肉食の人で、加工食品は食べず、果物、野菜、ナッツ、種子類をふんだんに食べ、糖や精製炭水化物が少なく食物繊維の多い食事をとり、運動をして喫煙せず、ビタミンサプリを飲むといった習慣のある人と、それと（肉を食べることを除いて）同等の健康習慣を続ける菜食主義者との比較を行っていないのである。引用した研究の知見にあるように、私はこれらふたつのグループの違いはほとんどないと考えている。

多くの研究で摂取される肉は、集約的に閉じ込める飼育方法で工業的に育てられた家畜の肉だ。穀物飼料で工業的に育成された家畜の肉は、ホルモン、抗生物質、殺虫剤だらけで、炎症性のあるオメガ6脂肪酸（とうもろこし飼料に由来）が多量に含まれており、グラスフェッド肉に比べると抗炎症性のオメガ3脂肪酸が少ない。そのため、こうした肉が人体に及ぼす影響について正確な測定値を得ることはきわめて困難である。**ベーコン、ホットドッグ、ボロニアソーセージ、ランチョンミートのような加工肉は有害**であることを示す有力なデータがある。50万人近くを対象としたＥＰＩＣの研究により、未加工の生肉と心臓病またはがんとは何の関係もないことが明らかになった。しかし、加工肉とがんおよび心臓病とは実際に関係があることが示されたのである。[3]

肉は「悪い食欲」を抑える

食事の肉に由来する飽和脂肪酸が血中コレステロールを上げることを示す首尾一貫したエビデンスは存在しない。[4]実際のところ、糖や精製炭水化物を摂らずに肉を食べると、コレステロール・プロファイルが改善されることを示す証拠が、現に数多く存在する。どのように改善されるのか？　ＨＤＬコレステロール値を上げ、また保護的な大型のＬＤＬ粒子を増やすのである。

パレオダイエットと呼ばれる旧石器時代食——穴居人祖先のように、良質の魚、卵、たっぷりの果物と野菜、ナッツと種子類を中心として、穀物、乳製品、豆類あるいは加工食品を避ける食事——についてランダム化比較試験を行った結果、心臓病と糖尿病の危険

3. Rohrmann S, et al. Meat consumption and mortality—results from the European Prospective Investigation into Cancer and Nutrition. *BMC Med.* 2013 Mar 7; 11:63.
4. Guyenet S. Does dietary saturated fat increase blood cholesterol? An informal review of observational studies. Whole Health Source. http://wholehealthsource.blogspot.com/2011/01/does-dietary-saturated-fat-increase.html. January 13, 2011.
5. Cordain L, Eaton SB, Sebastian A, et al. Origins and evolution of the Western diet: health implications for the 21st century. *Am J Clin Nutr.* 2005 Feb;81 (2) : 341–54. Review.

因子、血液検査の値は改善され、悪化するものはなかった。[5]

オーストラリアでは、肥満、糖尿病、高血圧、高血糖のオーストラリア先住民10人を奥地のブッシュ（叢林）に送り返し、カンガルーやワニの狩猟、植物の根やナッツ、ベリー類の採集を行う生活に戻すという驚くべき実験が行われた。すると7週間後には、彼らの検査値はすべて正常に戻り、治療の必要性はなくなり、また体重は著しく減少した。[6]

相次いで行われた研究でも、[7] 肥満、糖尿病、心疾患の患者に脂質が多い質の良い動物性タンパク質の食事を与えると、体重、内臓脂肪などの体脂肪、腹囲、筋肉量、代謝作用、血圧、トリグリセリド、HDLコレステロール、LDLコレステロールなどすべての値に良い結果が得られた。**このような食事をした人たちは、高炭水化物、低脂質で肉の少ない食事に比べると、カロリーの値はまったく同じであっても、満足度がはるかに高く、空腹感もそれほどではなかった。**[8] これは大きな効果である。

最新エビデンスにもとづく肉食のすすめ

科学の世界では、ひとつの要因を抜き出して、それを問題発生の原因にしようとすることがよくある。しかし、健康と医療の分野では、観察結果に関係する可能性のある変数の

6. O'Dea K. Marked improvement in carbohydrate and lipid metabolism in diabetic Australian aborigines after temporary reversion to traditional lifestyle. *Diabetes*. 1984 Jun;33(6): 596–603.
7. Binnie MA, Barlow K, Johnson V, Harrison C. Red meats: time for a paradigm shift in dietary advice. *Meat Sci*. 2014 Nov;98(3): 445–51.
8. Jönsson T, Granfeldt Y, Erlanson-Albertsson C, Ahrén B, Lindeberg S. A paleolithic diet is more satiating per calorie than a Mediterranean-like diet in individuals with ischemic heart disease. *Nutr Metab* (Lond). 2010 Nov 30;7:85.

数が多い。

『ネイチャーメディシン』誌に掲載された最近の素晴らしい研究[9]で、クリーブランド・クリニックの研究者は、心疾患に関係しているとされるTMAO(トリメチルアミン－N－オキシド)という化学物質と赤肉との関係を調べた。彼らは、TMAOが、飽和脂肪酸やコレステロール以外に、肉を心臓病に関係づける何らかの要因と考えていた。研究者が肉食の人とヴィーガン(肉、魚に加え卵・乳製品・はちみつも口にしない菜食主義者)のTMAOの値を測定したところ、肉食の人が高かった。また肉食の人にステーキを食べさせるとTMAOの値が上昇した。研究者は、そこで、ヴィーガンの1人を何とか説得してステーキを食べてもらったところ、TMAOの上昇は認められなかった。彼らは次に、肉食の人に抗生物質を投与すると、肉を食べた後もTMAO値の上昇は見られなかった。

この追跡調査として、彼らはヴィーガンとベジタリアン(肉、魚を口にしない菜食主義者)を長年続けているグループにカルニチン(食品タンパク質に含まれるアミノ酸から誘導される化合物で、脂質とエネルギーの代謝に重要)を与えたところ、このグループは「経口のカルニチンからTMAOを合成する能力が著しく低下している」ことが明らかとなった。ヴィーガンには健康に良い腸内細菌がいて、一方肉食の人にはいないように見える。そして、抗生物質は肉食の人のTMAOを作る悪玉菌を殺せるのだ。そうだとする

9. Koeth RA, Wang Z, Levison BS, et al. Intestinal microbiota metabolism of L-carnitine, a nutrient in red meat, promotes atherosclerosis. *Nat Med.* 2013 May;19(5): 576–85.

と、**解決策は肉を諦めるか抗生物質を飲むことだろうか？　おそらく、どちらでもない。**

興味深いことに、同じ研究者仲間の何人かがマウスを使って行ったその後の研究では、アテローム性動脈硬化（心臓病を発生させるプラーク）に対して保護作用のある腸内細菌を持つマウスは、コリン（水溶性の栄養素の一種。脳の健康、細胞膜の形成、解毒に必須で、アルツハイマー病の予防に役立つ）の多い食物を食べても、またコリンの影響でＴＭＡＯが特別高い値に上昇しても、動脈のプラークはまったく見られなかった。[10]これらの発見を総合すると、私たちは、ＴＭＡＯについて早急な結論を出すことには慎重でなければならない。私たちは、飽和脂肪酸は心臓病の原因と信じたことで、この教訓をすでに学んでいる。実際に、私たちの食事の飽和脂肪酸を精製炭水化物に切り替えて以降、心臓病の比率は上昇している。[11]これらの研究は、腸内細菌が心臓の健康に重要だとする強力な証拠を提供しているように見える。

肉と腸内細菌そしてＴＭＡＯについてのこの理論がどのくらい有効なものか、またその知見について何をしたら良いかを調べてみよう。第一に、**もし赤肉が心臓病のリスクを増やすというのなら、もっと確実な疫学的証拠がなければならない――しかし、今見たように、そんな証拠はない。**確かに、あなたが喫煙し、酒を飲み、運動をせず、ジャガイモを

10. Gregory JC, Buffa JA, Org E, et al. Transmission of atherosclerosis susceptibility with gut microbial transplant. *J Biol Chem.* 2015 Feb 27;290 (9) : 5647–60.
11. Siri-Tarino PW, Sun Q, Hu FB, Krauss RM. Saturated fat, carbohydrate, and cardiovascular disease. *Am J Clin Nutr.* 2010;91 (3) : 502–509.
12. Micha R, Wallace SK, Mozaffarian D. Red and processed meat consumption and risk of incident coronary heart disease, stroke, and diabetes: A systematic review and meta-analysis. *Circulation.* 2010;121 (21) : 2271–2283.

食べ、炭酸飲料を飲む肉食者なら証拠は近くにあるが、もしそうでなければ、あまり証拠はない。もし赤肉が本当に問題なら、私たちの調査で目にしたはずだ。それにもかかわらず、120万人以上についての研究で、赤肉と心臓病、脳卒中あるいは糖尿病との間に何の関係も見つかっていないのである[12]。関連性を示す研究もあったが[13]、先に学んだように、交絡因子が多い。その上、**肉食で心臓病が増えるのなら、ベジタリアンやヴィーガンはリスクが低いはずだ。これを示すものもほとんど見たことがない。**しかし、それは彼らが一般に健康意識が高いからということもあり得る。ヘルシー・ユーザー効果を思い出そう。健康食品店で買い物をするような肉食者の場合、心臓病や死亡の比率はベジタリアンやヴィーガンと変わらない。健康意識の高い肉食者およびベジタリアン、6万5000人以上を対象とした研究が示しているように、**肉を食べても、食事全体が健康的なものであれば、心臓病や死亡のリスクを高めることはない**のである[14]。

アジア諸国で、30万人近いサンプルを使って、肉の消費の増加がもたらす影響の調査が行われた――対象になったのは、通常、魚と野菜をよく食べ、糖質の多い加工食品はあまり食べない健康的な食習慣のアジア人たちだ。その結果、**男性の心臓病リスクと女性のがんリスクが低いことに赤肉が関係している**と判明した[15]。

13. Pan A, Sun Q, Bernstein AM, et al. Red meat consumption and mortality: results from two prospective cohort studies. *Arch Intern Med.* 2012;172(7):555-563.
14. Key TJ, Appleby PN, Davey GK, Allen NE, Spencer EA, Travis RC. Mortality in British vegetarians: review and preliminary results from EPIC-Oxford. *Am J Clin Nutr.* 2003 Sep;78(3 Suppl):533S-538S. Review.
15. Lee JE, McLerran DF, Rolland B, et al. Meat intake and cause-specific mortality: a pooled analysis of Asian prospective cohort studies. *Am J Clin Nutr.* 2013 Oct;98(4):1032-41.

この調査から得られるきわめて重要な洞察は、**腸内細菌が大事で、それは心臓病を引き起こす化合物を作り出す可能性があること、そして何よりも、あなたが食べる物が腸内細菌に影響を及ぼす**ということである。ヴィーガンがステーキを食べても安全であるのなら、どうすれば、この保護作用のある腸内細菌を確保することができるのか？　答えは簡単だ。植物性食品をふんだんに食べること。そうすれば、肉は問題にならない。問題は赤肉ではない。それは腸内細菌なのだ。**腸内細菌叢を育てるための良いプランは、適切な食物繊維（難消化性でんぷんなど）を食べ、プロバイオティクス（人体に良い影響を与える善玉菌を含む食品）を摂取し、抗生物質を避けること**である。

さらにもうひとつ、厄介な問題がある。肉に含まれるＴＭＡＯの値は、魚よりもはるかに低いのだ。[16]そうすると、魚を食べる人には心臓病の大幅な増加が見られるはずだ。しかし実際はまったくの正反対。**魚を食べる人の心臓病リスクが最も低い**のである。[17]ＴＭＡＯに関連するデータは確かに興味深いが、肉が心臓発作を引き起こすという証明はなく、ただ単に、平均的アメリカ人の肉食者はひどい食事をとって生活習慣も最悪で、それが非常に悪い腸内環境を生んでいることがわかっただけである。

調査研究の正しい進め方は、ふたつのグループをテストすることだ。１つ目は健康を重

16. Zhang AQ, Mitchell SC, Smith RL. Dietary precursors of trimethylamine in man: a pilot study. *Food Chem Toxicol.* 1999 May;37(5): 515-20.
17. He K, Song Y, Daviglus ML, et al. Accumulated evidence on fish consumption and coronary heart disease mortality: a meta-analysis of cohort studies. *Circulation.* 2004 Jun 8;109(22):2705-11.
18. Lindeberg S, Jonsson T, Granfeldt Y, et al. A Paleolithic diet improves glucose tolerance more than a Mediterranean-like diet in individuals with ischaemic heart disease. *Diabetologia.* 2007 Sep;50(9): 1795-807.

視する肉食者で、健康な食事と生活習慣を全面的に維持していて、おそらくプロバイオティクスも摂取しているグループ、2つ目のグループは健康的なホールフード（全体食）を食べるヴィーガンだ。私は、両方の心臓病リスクに大きな違いはないだろうと推測している。

他の研究で、穀類や豆のような糖質あるいはでんぷん質を一緒に摂らず、肉の摂取を増やしたところ（穴居人のような食事）、血糖値改善効果で有名な地中海料理を食べるより、血糖値がうまくコントロールされることがわかった。[18]

もうひとつの研究は、血糖値と心血管系の危険因子を管理する上で、旧石器時代風の食事が従来の食事よりはるかに優れていることを発見している。[19] さらに閉経後の肥満の女性についての2年にわたる研究によると、旧石器時代の食事を順守した女性は2年後に、北欧栄養勧告による減量のすすめに従った女性に比べて、体重とおなか周りにつく脂肪が2倍減少していた。[20] 北欧栄養勧告は、北欧諸国およびその科学者が健康的な食事パターンと見なすもので、野菜・果物とベリー類・豆類の十分な摂取、魚・植物油・全粒穀物・低脂肪の乳製品と肉の定期的な摂取、赤肉と加工肉・糖質・塩・アルコールの摂取制限をすすめている。

---

19. Jonsson T, Granfeldt Y, Ahren B, et al. Beneficial effects of a Paleolithic diet on cardiovascular risk factors in type 2 diabetes: a randomized cross-over pilot study. *Cardiovasc Diabetol.* 2009 Jul 16;8:35.
20. Mellbergy C, Sandberg S, Ryberg M, et al. Long-term effects of a Paleolithic-type diet in obese postmenopausal women: a 2-year randomized trial. *Eur J Clin Nutr.* 2014 Mar;68(3): 350–57.

赤肉の健康効果

これは恐ろしい大問題だ……だが、取り組んでみよう。

私の手元にあるデータは、ほとんどが結腸がんについてのものだ。**35件以上の結腸がんと肉の消費に関する前向き研究のレビューでは、がんのリスクはほとんど見つからなかった。**[21] 実際には、肉の摂取量が一番多い人は、一番少ない人より結腸がんリスクが低かったとする研究もある。その研究結果はもちろん、肉食が、精製糖やアルコールの過剰摂取、果物や野菜・食物繊維の摂取不足など、がんを促進する他の食習慣や生活習慣と関係があることを示していた。肉食の人はまた、一般に運動をせず、非肉食者より喫煙量が多く、体重が重かったが、それらの要因はすべてがんリスクの拡大に関係している。

すでに述べたように、**ホットドッグ、ベーコン、ランチョンミートのような加工した赤肉は確かにがんに関係しているとする研究もある。**[22] 世界保健機関（WHO）による肉とがんに関する2015年のレポートでは、加工肉でがんのリスクが高まることが見いだされた。赤肉の影響については決定的なものはなかった。このリスクの増加が実際に何を意味

21. Alexander DD, Cushing CA. Red meat and colorectal cancer: a critical summary of prospective epidemiologic studies. *Obes Rev.* 2011 May;12 (5) : e472–93.
22. Bellavia A, Larsson SC, Bottai M, Wolk A, Orsini N. Differences in survival associated with processed and with nonprocessed red meat consumption. *Am J Clin Nutr.* 2014 Sep;100 (3) : 924–29.
23. Kim E, Coelho D, Blachier F. Review of the association between meat consumption and risk of colorectal cancer. *Nutr Res.* 2013 Dec;33 (12) : 983–94.

するか噛みくだいて説明しよう。

WHOは加工肉でがんのリスクが約20％高くなることを発見したが、それは相対リスクである。真のリスクの変化を表す絶対リスクとはまったく異なる。あなたの絶対リスクが1％から2％になると、相対リスクの増加は100％だ。大変な増加のように思えるが、絶対リスクの増加は1％にすぎない。あまり大した増加ではない。そこでWHOの研究に戻ると、がんにかかる絶対リスクは、がんになるリスクの2・6％から3・2％への増加、つまり絶対値ではリスクの約0・6％の増加である。言い換えると、ベーコンを食べる人1000人ごとに、大腸がんにかかる人が約6人増えるということだ。これはそれほど大層な話ではない。がんはまた、肉を料理するときにできる化合物にも関係している[23]。私たちは皆、黒焦げの肉には発がん性があるという緊急警告を聞いたことがある。本当はどういうことなのだろうか。

確かに、肉を料理すると、有害かもしれない何かが起こる。肉（魚や鶏肉も含める）を高温で加熱する、直火で焼く、油でいためる、いぶす、あるいは焦がすと、必ず、多環式芳香族炭化水素（PAH）と複素環アミン（HCA）という化合物が生成される[24]。PAHとHCAは動物モデルでがんを発生させることがわかっており、こうした有害物質にさら

24. Skog KI, Johansson MA, Jägerstad MI. Carcinogenic heterocyclic amines in model systems and cooked foods: a review on formation, occurrence and intake. *Food Chem Toxicol.* 1998 Sep-Oct;36 (9-10) : 879-96. Review.

すのは避けることが望ましい。[25] しかしPAHの発生源は肉だけではない。驚くだろうが、直火で黒く焦がした肉の他に、最も一般的な発生源は野菜と穀類なのだ。[26]

肉の調理は、タンパク質が食品中の糖質と作用し合う結果、AGEと呼ばれる化合物を作り出す可能性がある。AGEは動脈や脳を傷つけ、がんを引き起こす可能性がある。一番確実なのは強火の調理や網焼きを減らすことだ。

ここで話しておくべき最重要ポイントは、赤肉には、オメガ3脂肪酸、CLA（共役リノール酸）などのがんを抑制する化合物と、セレン、ビタミンB_6やB_{12}、ビタミンDなどの栄養素が含まれていることだ。植物性化学物質やスパイスが豊富で、善玉腸内菌を育てる大量の食物繊維を含んでいる、抗がん作用のある植物性食物をたくさん摂る健康食にすれば、がんを撃退できるのだ。

肉を食べて炎症を抑える

「肉食は、炎症のトリガーになるのか？」あなたは、そろそろ自分でこの問いに答えることができるだろう。もしもあなたが糖質や加工食品だらけで、果物、野菜、ナッツ、種子

25. Sugimura T, Wakabayashi K, Nakagama H, Nagao M. Heterocyclic amines: mutagens/carcinogens produced during cooking of meat and fish. *Cancer Sci.* 2004;95: 290–99.
26. Phillips DH. Polycyclic aromatic hydrocarbons in the diet. *Mutat Res.* 1999 Jul 15;443 (1–2).

類の少ない平均的な西洋食の一環として肉を食べるなら、答えはイエスだ。しかし、**丸ごと食べる自然食品、高品質、グラスフェッド、有機栽培、低GI、高食物繊維といった、食事をとる場合は、肉は炎症を発生させない。**実際に、肉を炭水化物で置き換えた研究では、炎症の指標値が上昇している。[27]

肉にはオメガ6脂肪酸のアラキドン酸が含まれている。それは人体のあらゆる細胞膜に存在するもので、体の炎症、成長、修復を制御する。グラスフェッドの肉は、実は、オメガ3と適切なオメガ6の両方の値を向上させ、脂質バランスの維持に効果がある。大規模集団研究によれば、**オメガ3とアラキドン酸が両方とも最高レベルの人は、炎症と心疾患のレベルが最も低かった。**[28]すでに述べたように、集団研究は完全ではないが、私たちにできる最善の研究であることが多い。

世界一の健康長寿食は？

ヴィーガンは、ベジタリアンが長寿で健康的にも優れていることを示した大規模集団研究を引用することがある。ベジタリアンが長寿で健康であるのは真実だが、問題はその理

27. Hodgson JM, Ward NC, Burke V, Beilin LJ, Puddey IB. Increased lean red meat intake does not elevate markers of oxidative stress and inflammation in humans. *J Nutr.* 2007 Feb;137 (2) : 363–67.
28. Pischon T, Hankinson SE, Hotamisligil GS, Rifai N, Willett WC, Rimm EB. Habitual dietary intake of n-3 and n-6 fatty acids in relation to inflammatory markers among US men and women. *Circulation.* 2003 Jul 15;108 (2) : 155–60.

由である。ベジタリアンは全体的に健康意識が高く、よく運動し、ジャンクフード、糖質、加工食品、喫煙を避ける傾向が強い。これはヘルシー・ユーザー効果と呼ばれるものだ。その一方で、前述のように、肉食の人は悪い習慣を持っていることが多い。**健康意識の高い肉食の人をベジタリアンと比較した研究は、両者の健康面の結果に何も違いがない**ことを明らかにしている。

ヴィーガンは、ビタミンB_{12}、オメガ３脂肪酸、脂溶性のビタミンＡやＤ、鉄分、カルシウム、ビタミンK_2、亜鉛の栄養不足になりやすいことがよく知られている。[29] これまで何万人もの患者を治療するなかで、私はヴィーガンとベジタリアンの深刻な栄養失調と健康問題を目にしてきた。それは健康に良い選択かもしれないが、適切な栄養素を確実に摂取する必要がある。

結局、どの肉を食べればいいのか？

環境問題を考えると、工場式畜産は、表土の劣化、帯水層と世界規模での淡水供給の枯渇（世界の淡水供給の70％は、人間が消費する家畜の生産に使われている）、気候変動へ

29. Craig WJ. Nutrition concerns and health effects of vegetarian diets. *Nutr Clin Pract.* 2010 Dec;25(6):613-20.

のマイナスの影響、肥料や農業化学品のための化石燃料の使用、家畜飼料への抗生物質の過剰使用、そして食糧生産の集中による広範な食糧輸送への需要を通して、環境に過大な負担をかけている。こうしたことを考えただけでも、もっと持続可能な方法で育成される地場の畜産物（そして野菜）を食べよう、と誰もが思うはずだ。

道徳上の観点では、工場式畜産で動物を集約的に閉じ込める過酷な飼育状況を見ると、こうした食品をボイコットしようという気になる。もしあなたが『フード・インク』という映画（2008年のアメリカ映画で、アメリカの食品産業に潜む問題にメスを入れたドキュメンタリー）をまだ見ていなかったら、ぜひ見てほしい。なるほどと思われることだろう。

グラスフェッド肉は、地球だけでなく私たちの体にも良い。工場式畜産肉に含まれる高濃度の抗生物質、ホルモン、除草剤が体に良いとは言い難く、有害であることを示す証拠は大量にある。グラスフェッド肉が体に良いのは、あなたの体が自分の食べる物ではなく、その食べ物が食べる物で作られているからだ！　牧草で育てられたグラスフェッドの牛と穀物で育てられたグレインフェッドの牛が食べる物の違いは、肉の健康効果に大きなインパクトを与える。これについて詳しく説明しよう。

牛は反芻動物（飲み込んだ食べ物を一旦口の中に戻して再咀嚼《そしゃく》する動物）で、草を食べるように作られた特別の胃を持っている。その牛に穀物を与えると、牛の体内の――したがって私たちが食べる肉の――炎症性オメガ6脂肪酸の含有量が増加する。牛にはまた、腸内細菌がトウモロコシ飼料を発酵させることで生じる、鼓脹症《こちょうしょう》による胃の破裂を防ぐために、抗生物質を与えなければならない。

それに対し、牧草で育てられる牛は抗生物質を必要としない。米国では1年に約1090万キロの抗生物質を使っているが、そのうち約860万キロは家畜飼料に使われている。これはヒトと動物の深刻な抗生物質耐性の原因となっており、どの抗生物質も効かないスーパー耐性菌の増加をもたらしている。

一方でグラスフェッド肉には、従来方法で飼育した肉よりも健康に良い脂質プロファイルが備わっており、2倍から5倍も多いオメガ3脂肪酸を含んでいる。[30] またオメガ6脂肪酸の含有も少ない。グラスフェッド牛肉に含まれる、オメガ6対オメガ3脂肪酸の比率は1・5対1であるのに対し、グレインフェッド牛肉ではこれが7・5対1だ。グラスフェッド牛肉には、コレステロールに影響を与えない飽和脂肪酸、ステアリン酸が多量に含まれている。また、グレインフェッド牛肉の2ないし3倍の共役リノール酸（ＣＬＡ）が含まれ、それは心臓病[31]、糖尿病[32]、がんから身を護る強力な抗酸化剤として作用するとともに、

30. Daley CA, Abbott A, Doyle PS, Nader GA, Larson S. A review of fatty acid profiles and antioxidant content in grass-fed and grain-fed beef. *Nutr J.* 2010 Mar 10;9:10.
31. Nakamura YK, Flintoff-Dye N, Omaye ST. Conjugated linoleic acid modulation of risk factors associated with atherosclerosis. *Nutr Metab.* 2008;5:22.
32. Castro-Webb N, Ruiz-Narváez EA, Campos H. Cross-sectional study of conjugated linoleic acid in adipose tissue and risk of diabetes. *Am J Clin Nutr.* 2012 Jul;96 (1): 175–81.

減量や代謝[33]にも効果がある。

脂質プロファイルが良いことに加えて、グラスフェッド肉にはビタミンE、ベータカロチン、ビタミンA、亜鉛、鉄分、リン、ナトリウム、カリウム[34]が豊富だ。それにはまた、グルタチオン、カタラーゼ、活性酸素分解酵素などの抗酸化剤が高いレベルで含まれている[35]。

確かに、グラスフェッド肉を食べるにはもっとお金がかかる。しかし、その健康と環境への利益を考えると、値段だけの価値があると私は信じている。少量の高品質の動物性食品を食べるのは、あなたの体と財布、そして地球にとって良いことだ。量を節約して品質にお金をかけよう。

33. Ochoa JJ, Farquharson AJ, Grant I, Moffat LE, Heys SD, Wahle KW. Conjugated linoleic acids (CLAs) decrease prostate cancer cell proliferation: different molecular mechanisms for cis-9, trans-11 and trans-10, cis-12 isomers. *Carcinogenesis.* 2004 Jul;25 (7): 1185–91.
34. Leheska JM, Thompson LD, Howe JC, et al. Effects of conventional and grass-feeding systems on the nutrient composition of beef. *J Anim Sci.* 2008 Dec; 86 (12): 3575–85.
35. Daley CA, Abbott A, Doyle PS, Nader GA, Larson S. A review of fatty acid profiles and antioxidant content in grass-fed and grain-fed beef. *Nutr J.* 2010 Mar 10:9:10.

第8章

医者が教える太らない食べ物の正解

「植物油」「牛肉」の真実について触れてきた。読者は、自分の体に何が良くて何が良くないのか、その他の食品についても本当のことを知りたいはずだ。まずは、あなたの好物に含まれる脂質について、よくある誤解を解くことにしよう。

卵——天然の最優秀食品

16件の重要な研究において、それぞれ1600人から9万人以上という幅広い参加者を

1. Shin JY, Xun P, Nakamura Y, He K. Egg consumption in relation to risk of cardiovascular disease and diabetes: a systematic review and meta-analysis. *Am J Clin Nutr.* 2013;98(1): 146-59.
2. Kern F Jr. Normal plasma cholesterol in an 88-year-old man who eats 25 eggs a day. Mechanisms of adaptation. *N Engl J Med.* 1991 Mar 28;324(13): 896-99.
3. Djoussé L, Gaziano JM. Egg consumption in relation to cardiovascular disease and mortality: the Physicians' Health Study. *Am J Clin Nutr.* 2008 Apr;87(4): 964-69.

対象とした大規模分析が行われ、**卵は心臓病とは関係がない**ことが明らかとなった。[1]また、『ニューイングランド・ジャーナル・オブ・メディシン』誌に掲載された、とある詳しい事例報告では、1人の男性が毎日25個の卵を15年以上食べ続けたが、彼のコレステロールや心臓には何の影響もなかった。[2]「Physicians' Health Study（医師の健康調査）」でも、卵と心臓病の間に何の関係も見つかっていない。[3]その他の実験研究の結果では、タンパク質と脂質の多い卵は食欲を抑え、代謝を促し、1日の食物総摂取量を減らすことにより、減量に役立つことがわかっている。[4]

実際に、卵は一番安価な最優秀食品だろう。しかし、**自然の草や虫を食べて育ったニワトリの卵やオメガ3卵にこだわろう。**それらには栄養分と抗酸化物質がはるかに多く含まれている。卵黄は栄養素の宝庫であることがわかっている（何といっても、それは新しい生命を生み出す材料を供給しなければならない）。卵白にはビタミンB_2（リボフラビン）とB_3（ナイアシン）があり、卵黄にはB_6とB_{12}、葉酸（B_9）、パントテン酸（B_5）、チアミン（B_1）が含まれている。卵黄はまた、ビタミンA、E、K、Dの豊富な供給源である。実際に、卵の黄身は天然のビタミンDを含む希少な食べ物のひとつだ。

4. Ratliff J, Leite JO, de Ogburn R, Puglisi MJ, VanHeest J, Fernandez ML. Consuming eggs for breakfast influences plasma glucose and ghrelin, while reducing energy intake during the next 24 hours in adult men. *Nutr Res.* 2010 Feb;30 (2) : 96–103.
5. Mutungi G, Waters D, Ratliff J, et al. Eggs distinctly modulate plasma carotenoid and lipoprotein subclasses in adult men following a carbohydrate-restricted diet. *J Nutr Biochem.* 2010 Apr;21 (4) : 261–67.

卵は天然の最優秀食品

- ビタミン B_2、B_3、B_6、B_{12}
- ビタミン A、E、K、D
- 葉酸
- パントテン酸
- チアミン
- コリン
- ルテイン
- ゼアキサンチン
- カルシウム
- 銅
- 鉄分
- マンガン
- リン
- カリウム
- セレン
- 亜鉛

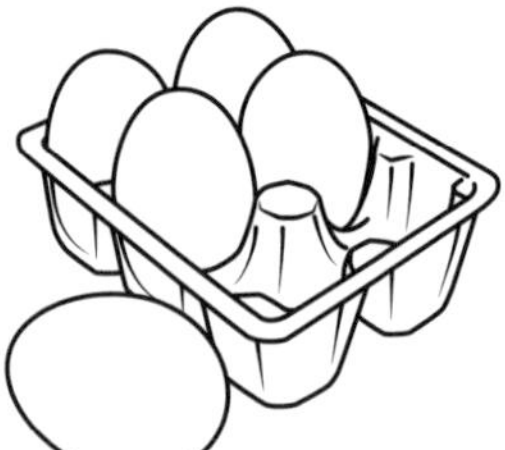

心臓病予防など

卵は最高のコリン供給源のひとつだ。卵黄には抗酸化物質であるルテインとゼアキサンチン（卵の黄色のもと）が含まれ、黄斑変性や早産による失明を防止する効果がある。黄身にはカルシウム、銅、鉄分、マンガン、リン、カリウム、セレン、亜鉛が、白身よりも多く含まれている。卵はまた、LDLコレステロールの酸化を防ぎ、LDLコレステロールとHDLコレステロールの粒子サイズを大きくするので、心臓病の予防になる。[5] それは自然が与えた最も完全かつ完璧な食品かもしれない。結局、卵には新しい生命を誕生させるのに必須の栄養素が含まれているのだ！

　卵についての大事なヒントをひとつ。熱した油で加熱しないこと。脂質が酸化して有害になるかもしれない。卵はゆでるか半熟にす

6. Bier DM. Saturated fats and cardiovascular disease: interpretations not as simple as they once were. Crit Rev Food Sci Nutr. 2015 Mar 16:0. Lawrence GD. Dietary fats and health: dietary recommendations in the context of scientific evidence. *Adv Nutr.* 2013 May 1;4 (3) : 294-302.
7. Givens DI. Milk in the diet: good or bad for vascular disease? *Proc Nutr Soc.* 2012 Feb;71 (1) : 98-104.

る、あるいは低温で調理しよう。

バター——グラスフェッドが最良

バターはサイエンスの法廷で起訴されてはきたが、有罪判決はまだ下されていない。心臓病との関連を証明する十分な証拠がないというのが真実である。[6] むしろ、その正反対が正しいかもしれない。バターは心臓病の予防に効果があるかもしれないのだ。[7] 乳製品を避けるべき理由はあるかもしれないが、飽和脂肪酸成分はそれには含まれない。実際に、複数の研究で、血液中の乳製品由来の飽和脂肪酸の値を測定したところ、それらは心臓発作リスクの低下に関係していることが明らかになった。[8]

バターに関わる問題は飽和脂肪酸を多く含むことだと考えられてきた（脂質分の60％が飽和脂肪酸だ）。しかし、母乳を見てみよう——その脂質の50％は飽和脂肪酸で、[9] 母乳育児の子どもがあらゆる病気にかかりにくいのは、それに関係していると考えられてきた。[10] 実際に、母乳育ちの子どもたちは、その後の人生で、コレステロールの値が高かったとしても、肥満、2型糖尿病、心臓病のリスクは低いように見える。[11]

8. Wennberg M, Vessby B, Johansson I. Evaluation of relative intake of fatty acids according to the Northern Sweden FFQ with fatty acid levels in erythrocyte membranes as biomarkers. *Public Health Nutr.* 2009 Sep;12 (9) : 1477–84. Wolk A, Vessby B, Ljung H, Barrefors P. Evaluation of a biological marker of dairy fat intake. *Am J Clin Nutr.* 1998;68: 291–95. Khaw KT, Friesen MD, Riboli E, Luben R, Wareham N. Plasma phospholipid fatty acid concentration and incident coronary heart disease in men and women: the EPIC-Norfolk prospective study. *PLoS Med.* 2012;9:e1001255.

バターは本質的に純粋な動物性脂肪であり、微量の乳タンパク質と糖質が少し残っているだけだ。動物の肉に含まれる栄養素の量は、その動物が食べる物の内容によるが、これはバターにも当てはまる。グラスフェッド、グレインフェッドに関わりなく、バターは飽和脂肪酸（約60%）と一価不飽和脂肪酸（約20%）を多く含んでいる。残りが多価不飽和脂肪酸だが、ここがグラスフェッドとグレインフェッドの本当の違いが出る部分だ。牧草飼育の牛が出すミルクは、オメガ6とオメガ3脂肪酸の比率が1：1で、これが理想的だ。[12]これに対して、穀物飼育の牛ではこの比率がオメガ6に大きく傾く。グラスフェッド牛肉のオメガ6とオメガ3の比率は1.5：1だが、一方、グレインフェッド牛肉ではそれが7.5：1になり、大きく跳ね上がるのだ。

個人的には、従来の飼育法によるバターは決して食べないことにしており、その理由は、オメガ6が過剰に含まれることとは別にしても、それに殺虫剤や環境有害物質が蓄積されているからである。だが他の理由もある。グラスフェッドのバターの場合、従来のバターと同じ栄養成分があっても、同じ量のバターに含まれるCLA（共役リノール酸）が、3倍から5倍多いのだ。[13]グラスフェッドバターはカロテンやビタミンAが多いので、深みのある黄色をしている。[14]

9. German JB, Dillard CJ. Saturated fats: a perspective from lactation and milk composition. *Lipids.* 2010 Oct;45 (10) : 915–23.
10. Gertosio C, Meazza C, Pagani S, Bozzola M. Breast feeding: gamut of benefits. *Minerva Pediatr.* 2015 May 29.
11. Owen CG, Whincup PH, Cook DG. Breast-feeding and cardiovascular risk factors and outcomes in later life: evidence from epidemiological studies. *Proc Nutr Soc.* 2011 Nov;70 (4) : 478–84.
12. Robinson J. Super natural milk. EatWild.com. http://eatwild.com/articles/superhealthy.html

グラスフェッドの有機バター、ギー

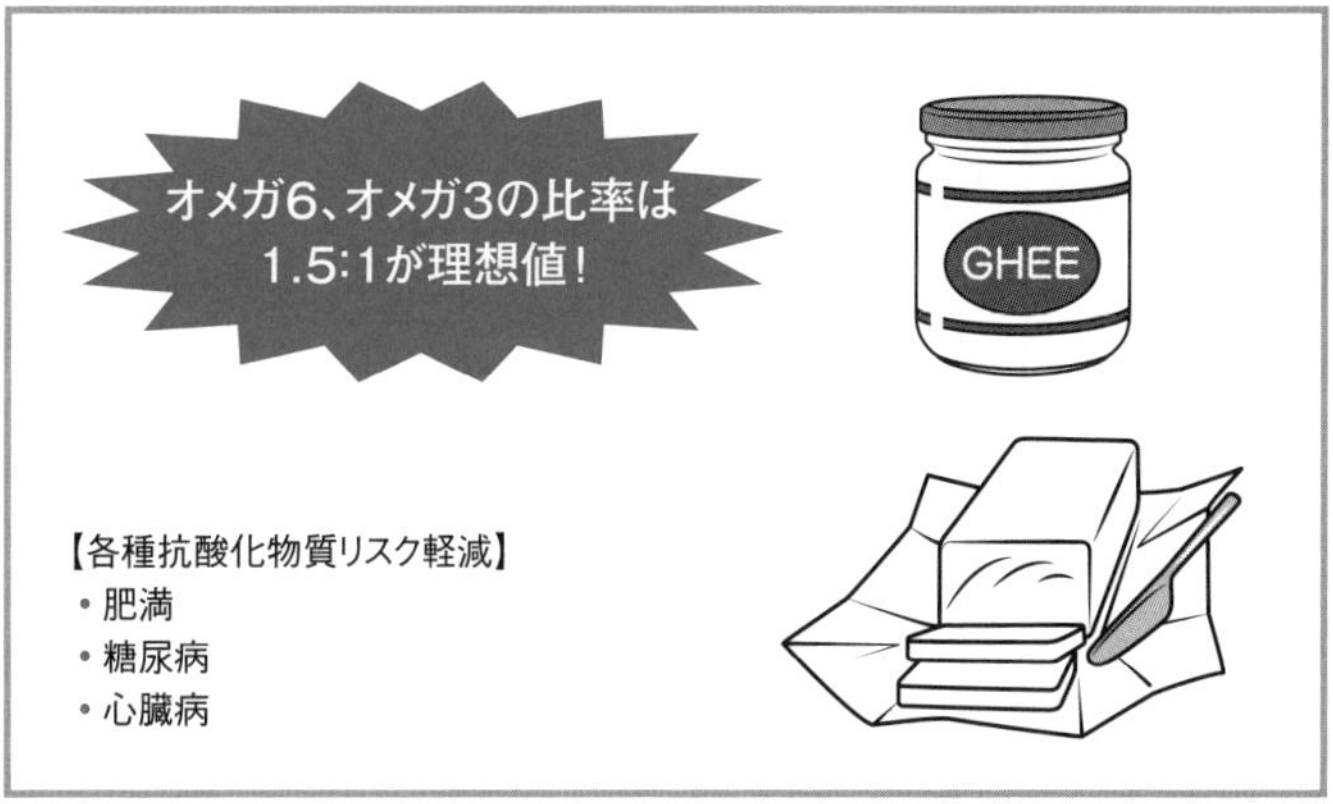
オメガ6、オメガ3の比率は
1.5:1が理想値！
GHEE
【各種抗酸化物質リスク軽減】
・肥満
・糖尿病
・心臓病

牛の胃の中の発酵によりビタミンK_1（ケール、チャード、ほうれん草、そして牧草などの葉物野菜に含まれる）はK_2に変えられ、それが乳脂肪に含まれることになる。[15] ビタミンK_2は他にもいろいろあるが、骨と心臓の健康に重要である。**グラスフェッドバターはまた、酪酸と呼ばれる脂肪酸を含んでおり、腸の健康を増進し、全身、特に心血管系の炎症を抑える**働きがある。[16]

グラスフェッドの乳牛による有機バターを買うのが最善の策だ。

それから、**ギー**もある。ギーとは、インドを中心とした南アジアで古くから作られてきた、バターを溶かして、水分がほとんど蒸発するまで弱火で煮込み、脂質と乳固形分が

13. Pasture butter. OrganicValley.com. http://www.organicvalley.coop/products/butter/pasture/.
14. Watson SJ, Bishop G, Drummond JC, Gillam AE, Heilbron IM. The relation of the colour and vitamin A content of butter to the nature of the ration fed: the influence of the ration on the yellow colour of the butter. II. The carotenoid and vitamin A contents of the butter. *Biochem J.* 1934;28(3): 1076–85.
15. Sisson M. Is all butter created equal? MarksDailyApple.com. http://www.marksdai lyapple.com/grass-fed-butter/#axzz3WCaqOwnK. August 3, 2010.

残ったものだ。これは、インド、中東、西アジアの料理でバターの代わりに用いられ、その発煙点の高さが好まれている。バターは163℃から191℃で発煙するが、ギーでは204℃から260℃である。どんな油も発煙点以下で使うのがベストなため、ギーは高熱の加熱料理、焼き物、揚げ物に使うことができる。（発煙点は浅い鍋の中で油が煙を出し始める温度で、油の種類により異なる）。**グラスフェッドバターの栄養分はグラスフェッドのギーにもすべて含まれており、ビタミンDとA、オメガ3脂肪酸、CLA、酪酸が豊富**である。

ギーは脂質と乳固形分が残ったもので、乳製品にアレルギーのある人も使うことができる。グラスフェッドバターを熱して、自分でギーを作ることもできる。加熱して脂質を乳固形物から分離し、その乳固形物をチーズクロスでろ過して取り除けば良い。

ココナッツオイル――希少な脂肪酸

ココナッツオイルとココナッツバターは新顔の脂質のようだが、これらのクリーミーで、舌ざわりの良い味わいに隠れている真相はどうなっているのだろう？　その大部分は飽和脂肪酸で、バターと共に悪口を言われ続けてきた。しかしこれも、起訴はされても判

16. Gunnars K. Why grass-fed butter is good for you. AuthorityNutrition.com. https://www.healthline.com/nutrition/grass-fed-butter-superfood-for-the-heart November 2013.
17. Kaunitz H, Dayrit CS. Coconut oil consumption and coronary heart disease. *Philip pine J Coconut Studies.* 1992;17: 18–20. Prior IA, Stanhope JM, Evans JG, Salmond CE. The Tokelau Island migrant study. Int J Epidemiol. 1974 Sep;3 (3) : 225–32.
18. Lipoeto NI, Agus Z, Oenzil F, Wahlqvist M, Wattanapenpaiboon N. Dietary intake and the risk of coronary heart disease among the coconut-consuming Minangkabau in West Sumatra, Indonesia. *Asia Pac J Clin Nutr.* 2004;13 (4) : 377–84.

決が下ったわけではない。まったく違うのだ！

ココナッツオイルを一番多く食べる南太平洋諸国のような国では、カロリーの40％を飽和脂肪酸から摂取している（ココナッツオイルのほぼ90％は飽和脂肪酸で、バターの飽和脂肪酸は60％にすぎない）。だが、意外なことに、彼らの心臓病の比率は世界で最低の部類に属している。[17] 実際に、驚くほど数多くの調査[18]で、**ココナッツオイルはすべての食品で最も多量の飽和脂肪酸を含んでいて、総コレステロールを増加させるにもかかわらず（実際はHDLコレステロールの増加が最も大きいため、総コレステロールが増えても比率は改善される）、心臓発作や脳卒中リスクの増加には無関係**であることがわかっている。カロリーの63％をココナッツ脂肪から得ている太平洋諸島の住民の調査[19]で、彼らはスリムで心臓病や脳卒中がないことが判明した。[20] 住民の総コレステロールは高かったが、同様にHDLコレステロールも高かったのだ。他の調査では、ココナッツオイルが含まれる高脂質の食事で脂質プロファイルが改善されることがわかっている――つまり**ココナッツ脂肪を摂るとHDLコレステロールが増え、トリグリセリドと小型LDLコレステロール粒子の数は減少する。**[21] この脂肪はまた、インスリン濃度の低下にも関係している。[22]

ココナッツオイルは、ココナッツの乾燥果肉から抽出される。ココナッツオイルは約

19. Lindeberg S, Nilsson-Ehle P, Terént A, Vessby B, Scherstén B. Cardiovascular risk factors in a Melanesian population apparently free from stroke and ischaemic heart disease: the Kitava study. *J Intern Med.* 1994 Sep;236 (3) : 331-40.
20. Prior IA, Davidson F, Salmond CE, Czochanska Z. Cholesterol, coconuts, and diet on Polynesian atolls: a natural experiment: the Pukapuka and Tokelau island studies. *Am J Clin Nutr.* 1981 Aug;34 (8) : 1552-61.

ココナッツバター、ココナッツオイルの驚きの効果

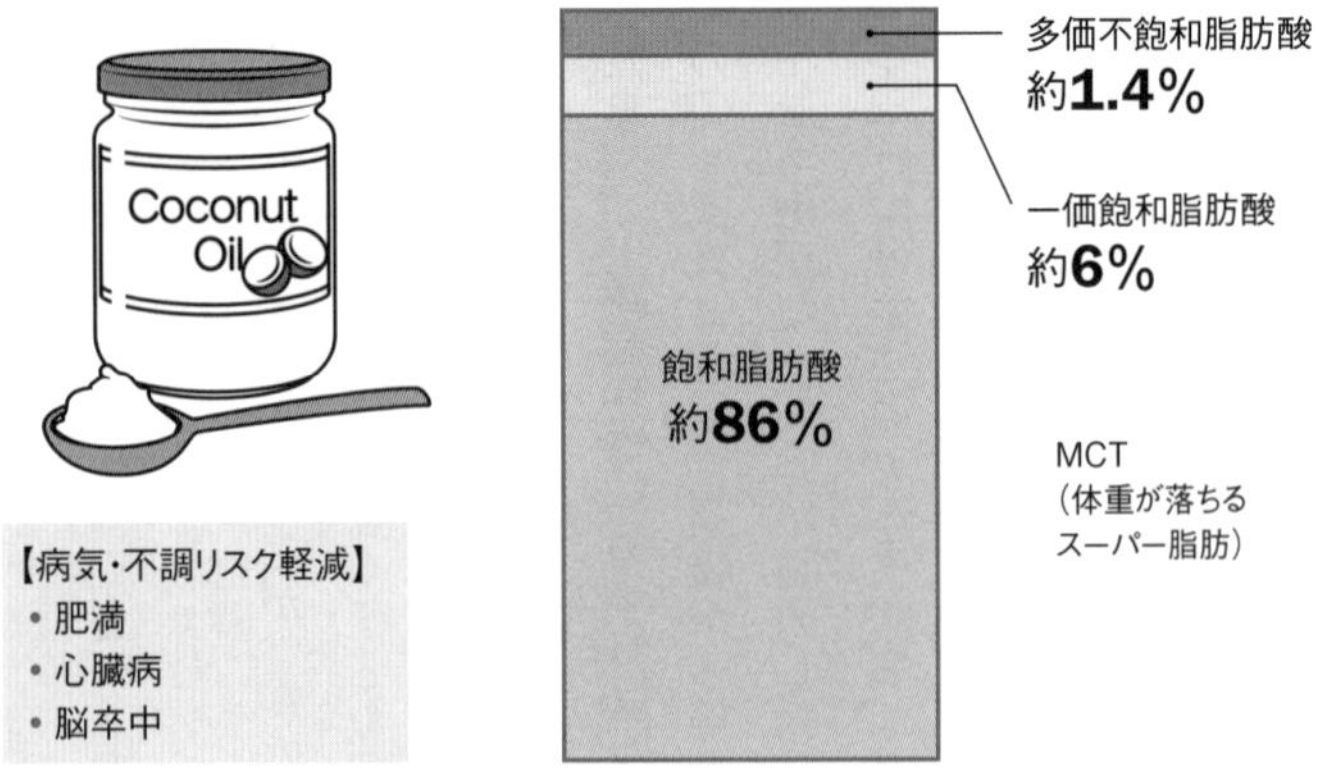

86％の飽和脂肪酸、約6％の一価不飽和脂肪酸、そして約1・4％の多価不飽和脂肪酸でできている。ココナッツオイルに含まれる飽和脂肪酸の約半分は、ラウリン酸と呼ばれる希少で特別な種類の飽和脂肪酸だ。それは**中鎖脂肪酸トリグリセリド、またはMCT（ココナッツオイルには他のMCTオイルもある）**として知られている。ラウリン酸は体内でモノラウリン酸に変化する。モノラウリン酸は母乳に含まれていて、赤ん坊の免疫系を強化する（抗体や初乳と同様に）化合物だ。これは細胞、代謝作用、骨、脳にとってのスーパー燃料と言え、その抗真菌性、抗ウイルス性、抗菌性などの健康を保護する性質について、現在研究が行われている。

それはまた、スポーツのパフォーマンスも

21. Müller H, Lindman AS, Brantsaeter AL, Pedersen JI. The serum LDL/HDL cholesterol ratio is influenced more favorably by exchanging saturated with unsaturated fat than by reducing saturated fat in the diet of women. *J Nutr.* 2003 Jan;133 (1) : 78–83. Feranil AB, Duazo PL, Kuzawa CW, Adair LS. Coconut oil is associated with a beneficial lipid profile in pre-menopausal women in the Philippines. *Asia Pac J Clin Nutr.* 2011;20 (2) : 190–95.
22. Lindeberg S, Eliasson M, Lindahl B, Ahrén B. Low serum insulin in traditional Pacific Islanders —the Kitava Study. *Metabolism.* 1999 Oct;48 (10) : 1216–19.

高めることができる。何年にもわたって疎まれてきた脂肪にとっては悪くない話である。**ココナッツオイルの飽和脂肪酸は、非常に役に立つ希少なタイプの脂肪酸**なのだ。

MCT（中鎖脂肪酸トリグリセリド）——内臓脂肪を燃やすスーパー脂肪

ココナッツオイルの飽和脂肪酸である、中鎖脂肪酸トリグリセリド（MCT）は、**実際に総コレステロールとHDLコレステロールの比率を下げ、体重を減らし、さらには肥満による脂肪肝を治すこともできる。**MCTはユニークな飽和脂肪酸で、抗酸化作用と抗菌性があり、免疫系強化の役に立つ。MCTは体内で容易にエネルギーに変換される。したがって、MCTオイルはエネルギーとして使われてしまい、脂肪として蓄えられるMCTオイルはほとんど存在しない。このようにして**MCTは内臓脂肪を燃焼させ、体重を減少させる**のである。

『オベシティ・リサーチ（肥満研究）』誌に2003年に掲載された研究で、マギル大学の科学者はランダム化比較試験を行い、中鎖脂肪酸トリグリセリド（MCT）と長鎖脂肪酸トリグリセリド（LCT）が、肥満男性の内臓脂肪などの体脂肪、エネルギー消費、食欲などの面で体重減少に及ぼす影響を調べた。[23] 研究者たちは肥満男性24人を募集し、彼らに異なる料理を28日間食べさせた。また、同一被験者での影響の違いを分析できるように、ある期間が過ぎると食事を入れ替えた――これはクロスオーバー・デザインと呼ばれている。ひとつのグループはココナッツオイルのような中鎖脂肪酸トリグリセリドが豊富な食事をとり、別のグループはオリーブオイルのような長鎖脂肪酸トリグリセリドの多い食事をとった。そして、試験の途中で被験者たちの食事を入れ替えた。その試験が終了したとき、研究者はMCT食の男性のほうが体脂肪（特におなか周りの脂肪）の減り具合が大きいことを発見した。MCTオイルがエネルギー消費と脂質の酸化、つまり燃焼を上昇させた――言い換えると、代謝が速くなったのである。また**MCT食の人は、オリーブオイル食を食べた人に比べて、それほど空腹を感じなかった。**

ロチェスター大学メディカル・センターが実施し、『アメリカン・ジャーナル・オブ・クリニカル・ニュートリション』誌に発表した別の小規模研究では、男性グループがMCTまたはLCTの食事を食べると何が起きるかを調査した。[24] 試験食には45グラムのMCT、またはコーン油の形で45グラムのLCTが含まれていた。研究者は被験者の新陳代謝率を、食事前および食事後6時間までの両方について測定した。彼らは酸素消費量を計測して（代謝機能の間接測定法――1分間で使う酸素量が多いほどカロリー消費が多く、代

23. St-Onge MP, Ross R, Parson WD, Jones PJ. Medium-chain triglycerides increase energy expenditure and decrease adiposity in overweight men. *Obes Res.* 2003 Mar;11 (3) : 395–402.
24. Seaton TB, Welle SL, Warenko MK, Campbell RG. Thermic effect of medium-chain and long-chain triglycerides in man. *Am J Clin Nutr.* 1986 Nov;44 (5) : 630–34.

謝が速い)、**ＭＣＴが多い食事の後で酸素消費量が12％増加したことを発見した――ＬＣＴの多い食事後に比べて約３倍の増加**である。彼らはまた、トリグリセリドの血中値がコーン油を含むＬＣＴが多い食事後に68％急増したことを検出した。しかし、ＭＣＴが多い食事後にトリグリセリドの増加は見られなかった。著者はこう述べている。「この研究はまた、**長期にわたってＬＣＴをＭＣＴに代えることにより、エネルギー摂取を減らさなくても体重を削減できる**可能性を示している」。積極的にＭＣＴオイルを摂取して、体重を減らそう！

他にもＭＣＴオイルのメリットを支持する研究が数多く存在する。ＭＣＴオイルが優れているのは、さまざまな理由による。それは腸から肝臓へ直接吸収され、速やかに消費される。一方、コーン油、大豆油、ヒマワリ油、キャノーラ油など、種子、豆、あるいは穀物の油に含まれるオメガ6脂肪酸は、血液ではなくリンパ系に運ばれて脂肪組織に取り込まれる。というわけで、**ＭＣＴオイルには、代謝を加速し、カロリー消費を増やして内臓脂肪蓄積を減らし、さらに食欲を抑える効果**がある。それは細胞にとってのスーパー燃料のようなものだ。研究によれば、ＭＣＴオイルを摂取することで、男性は１日当たり460キロカロリーを余分に消費し、女性は190キロカロリーを余分に消費する。それはホルモンにも他の脂質とは異なる影響を与え、満腹感を高めてくれる。

別の研究によれば、MCTの摂取による内臓脂肪などの体脂肪とトリグリセリドの減少は、オメガ6植物油よりも大きかった。8週間の実験が終わると、MCTを摂ったグループは、その間の運動量や毎日の総カロリー、タンパク質、脂質、炭水化物の摂取量に変わりはなかったが、体重、体脂肪率、皮下脂肪が大きく減少し、トリグリセリドとLDLコレステロールの値も15％低下していた（MCTは飽和脂肪酸であるにもかかわらず、である）。その通り。カロリーは減っていないのに、減量幅は大きかった。研究者はこの結果を、代謝と脂肪燃焼の増加によるものと見なしている。

1940年代、農家の人々は家畜を太らせようとココナッツオイルを与えた。だがこの計画は裏目に出た。家畜の体重は減り、活動的になったのだ！

そのほかの研究に目を移そう。ブラジルでの無作為プラセボ比較二重盲検試験[25]は、20歳から40歳までの腹部肥満（ウエスト88センチ以上）の女性40人を対象に、ココナッツオイルの効果を調べた。対象の女性をふたつのグループに分け、ひとつのグループには大豆油を、他のグループにはココナッツオイルを12週間摂取してもらった。どちらのグループ

25. Assunção ML, Ferreira HS, dos Santos AF, Cabral CR Jr, Florêncio TM. Effects of dietary coconut oil on the biochemical and anthropometric profiles of women presenting abdominal obesity. *Lipids*. 2009 Jul 44 (7) : 593–601.

も、健康的でバランスの良い食事をして1日15分歩くように指示された。その結果、ココナッツオイルグループのほうが大豆グループよりもおなか周りの脂肪の減少が大きかった。また、ココナッツオイルを摂取したほうがHDLコレステロールの値が高かった。LDLコレステロールのHDLコレステロールに対する比率も低下した（良いことだ！）。つまり、ココナッツオイル1さじごとに、グループの減量とコレステロール・プロファイルの改善が進んだのである。

ココナッツオイルの驚くべき健康効果

これだけではない。ココナッツオイルには大きな抗真菌効果があることが、研究で明らかにされた。カンジダ菌への標準的薬物治療である、フルコナゾールあるいはジフルカンという薬より、ココナッツオイルのほうが有効だった！　薬剤より少ない量で効き目が強かったのだ。[26]

ココナッツオイルはまた抗菌剤でもある。バージンココナッツオイルは皮膚感染症の治療にも効果を発揮する。[27] ドライスキンにも有効で、研究によって、バクテリア、菌類ウイルスの繁殖を抑えることも確認されている。

26. Ogbolu DO, Oni AA, Daini OA, Oloko AP. In vitro antimicrobial properties of coconut oil on Candida species in Ibadan, Nigeria. *J Med Food.* 2007 Jun 10 (2): 384–87.
27. Verall-Rowell VM, Dillague KM, Syah-Tjundawan BS. Novel antibacterial and emollient effects of coconut and virgin olive oils in adult atopic dermatitis. *Dermati tis.* 2008 Nov–Dec 19 (6): 308–15.

パームオイル――レッドパームオイルが正解

パームオイルはアブラヤシの果実から抽出される植物油である。このオイルもまた、その飽和脂肪酸成分のためにいわれのない非難を受けてきた。パームオイルに有害性はなく、心臓病と何の関係もないことが研究で明らかになっているのに、人々から嫌われ、諮問委員会からは貶められてきた。実のところ、それには血管の保護作用があり[28]、血圧を下げて心臓病のリスクを低減することが明らかになっている[29]。さらにコレステロール・プロファイルも改善するように見える[30]。

パームオイルに関して誤解があるのは、血中濃度が高いと良くないと考えられている飽和脂肪酸、パルミチン酸が含まれているからだ。しかし、ご存じの通り、食事の中の飽和脂肪酸は、高炭水化物で高糖質の食事という条件がなければ、血液中の飽和脂肪酸を上昇させることはない。実際、血液中のパルミチン酸は、炭水化物と糖を摂ると、脂質生成によって肝臓で作られるのだ。パームオイルや他の脂質の中のパルミチン酸を摂ることに由来するものではない。

28. Boon CM, Ng MH, Choo YM, Mok SL. Super, red palm and palm oleins improve the blood pressure, heart size, aortic media thickness and lipid profile in spontaneously hypertensive rats. *PLoS One.* 2013;8 (2) :e55908.
29. Odia OJ, Ofori S, Maduka O. Palm oil and the heart: a review. *World J Cardiol.* 2015 Mar 26;7 (3) : 144–49.
30. Fattore E, Bosetti C, Brighenti F, Agostoni C, Fattore G. Palm oil and blood lipid-related markers of cardiovascular disease: a systematic review and meta-analysis of dietary intervention trials. *Am J Clin Nutr.* 2014 Jun;99 (6) : 1331–50.

パームオイルは熱帯地方の数カ国で商業的に栽培されているが、主な産地はインドネシアとマレーシアだ。それは高度に処理された形で、マーガリン、ビスケット、パン、朝食のシリアル、インスタント麺、シャンプー、口紅、ろうそく、合成洗剤、チョコレート、アイスクリームに使用されている（だが、これらの製品では避けるべきなのだ）。パームオイルはあっさりしていて、バターのような風味がある。しかし種類の異なるパームオイルで、健康や環境に良くないものもある。パームオイルの中にも良し悪しがあるのだ。種類ごとに順を追って見ていこう。

レッドパームオイルは、果肉あるいは果実から最初に圧搾された未精製の材料である。パームオイルは天然では赤みを帯びていて、ビタミンE、ベータカロテン（人参やトマトよりはるかに多い）、コエンザイムQ10（細胞呼吸のカギ）などのビタミンや抗酸化物質がたっぷり入っている。多くの食品に含まれるビタミンEは主にトコフェロールだが、レッドパームオイルのビタミンEは、トコフェロールとトコトリエノールの両方でできていて、それらはとりわけ効果の高い抗酸化物質である。使うなら、レッドパームオイルを選ぶべきだ。

ヤシ油は「レッドパームオイル」一択

ビタミンE
- ベータカロテン
- コエンザイムQ10
- 各種ビタミンk
- 各種抗酸化物質

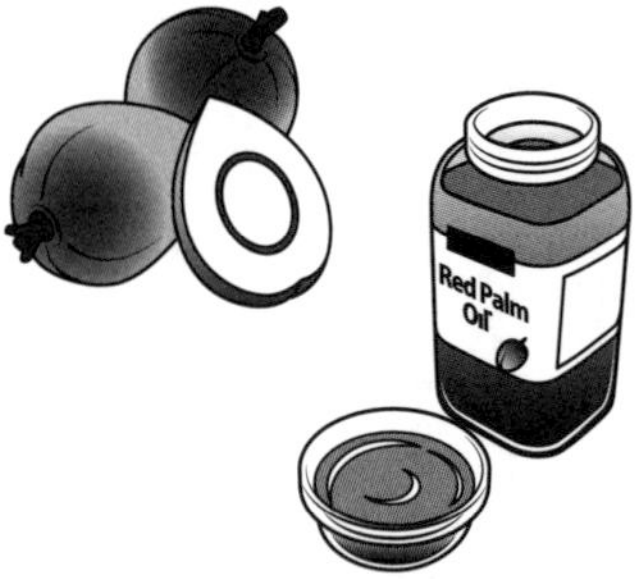

【健康効果】
- 血管の保護
- 血圧を下げる
- 心臓病予防
- コレステロール値改善

精製パームオイルは50%が飽和脂肪酸で、39%が一価不飽和脂肪酸、そして11%近くが多価不飽和脂肪酸だ。料理（と保存）には安定している。しかし、**精製パームオイルは使うべきでない。**パームオイルが高度に精製されると、色と味を失うと同時に、有益な効果もなくなってしまう。

パームカーネルオイルは同じヤシの木から得られるが、果実ではなく種子——カーネル（種核）——から作られる。パームカーネルオイルは飽和脂肪酸の度合いが高い（約80%が飽和脂肪酸、15%が一価不飽和脂肪酸、2・5%が多価不飽和脂肪酸である）。よく注意して、**新鮮なパームフルーツオイル（またはヤシの多肉果から作るレッドパームオイ**

ル）と、パームカーネルオイルや精製パームオイルを混同しないようにしよう。前者はトコフェロールやトコトリエノールのような抗酸化物質が多く含まれる良質な食材で、後者は米国の食料品店に並ぶパック商品の約半分で見かける粗悪な食材だ。粗悪品のパームオイルはパームカーネルオイル、パルミテート、ステアリン酸グリセリルなど、さまざまな名前で売られており、また加工食品の中に潜んでいる可能性もある。選ぶなら前者にしよう。

オリーブオイル――肥満を解消する極上の液体

価値ある多くの研究により、地中海食が肥満解消に有効で、心臓病、がん、糖尿病を予防し、さらに死亡のリスクも低下させることが明らかになった。この予防効果の多くはオリーブオイルのおかげのようで、実に喜ばしいことだ。というのは、オリーブオイルは食べ物の味を引き立て、しかも手に入りやすく使いやすい、健康促進に役立つ脂質だからである。

オリーブオイルは、オリーブを砕いて圧搾機にかけ、オイルを搾り出すことにより製造

極上の油、オリーブオイル

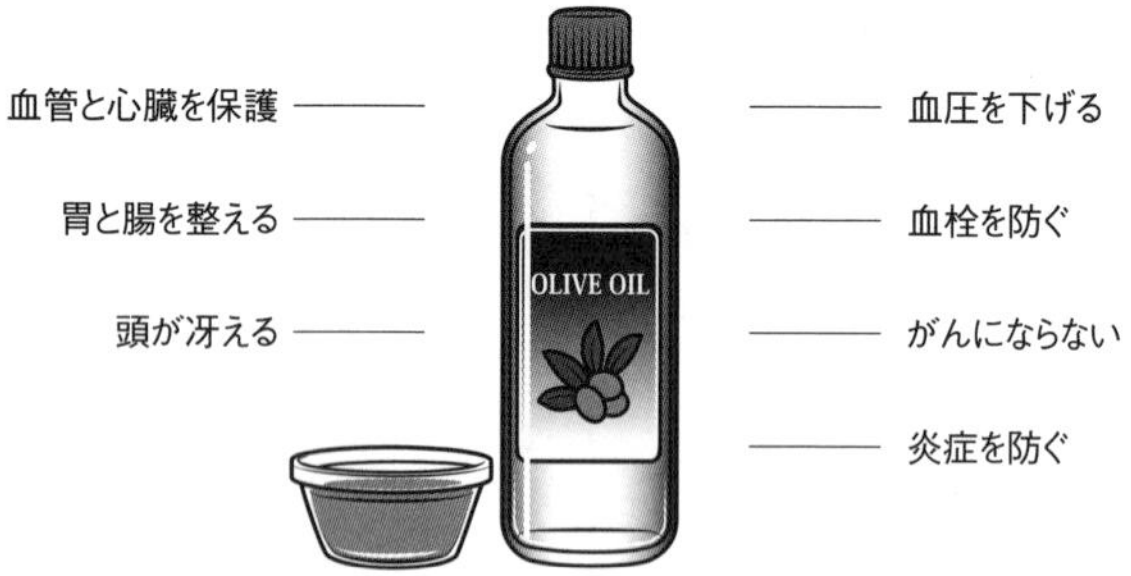
血管と心臓を保護
胃と腸を整える
頭が冴える
OLIVE OIL
血圧を下げる
血栓を防ぐ
がんにならない
炎症を防ぐ

「エキストラバージンオリーブオイル」を選ぶ

される。砕かれたオリーブは何回も圧搾することができる。最初の圧搾でいわゆるエキストラバージンオリーブオイルが作られ、あなたが摂取すべきオリーブオイルはそのタイプだけだ。最も体に良く、香りも最高である。

オリーブオイルはミックスされた脂質で出来ていて、その大部分（約75％）はオレイン酸と呼ばれる一価不飽和脂肪酸だ。残りのうち約20％は飽和脂肪酸で、さらに、ビタミンE、ベータカロテン、それに皮膚に優れた効果がある大事な抗酸化物質、スクアレンを含んでいる。

しかしオリーブオイルのユニークな特徴は、それに含まれていて強力な抗酸化作用と抗炎症作用を持つ植物栄養素、**ポリフェノー**

ルである。すでにご承知の通り、肥満、２型糖尿病、心臓病、認知症、がんといった慢性病のほとんどは炎症に起因している。これらの効果を得るために大量のオリーブオイルを摂取する必要はない。**１日にわずか大さじ１～２杯のエキストラバージンオリーブオイルを摂れば、きわめて大きな抗炎症効果が得られる**のである。[31]

血管と心臓を保護する

オリーブオイルには心臓に優しく血管を保護する強力な抗酸化作用がある。これはぜひとも覚えておいてほしいが、フリーラジカル（通常はペアを組んでいる電子が、ペアにならないことで、反応性が高く不安定な原子・分子の集団。体内では有害な作用をもたらす）による損傷、つまり酸化ストレスでコレステロールが傷つくのが実際に心臓病を引き起こすメインルートだ（動脈を損なうのは酸敗した脂質またはコレステロールに限られる）。

したがって、ＬＤＬコレステロールなどの脂質を含む分子は、酸化による損傷から保護する必要がある。加齢と慢性疾患――特にアテローム性動脈硬化症、つまり動脈が硬くなること――に共通するメカニズムのひとつは、フリーラジカルと酸化ストレスによる損傷であり、そのことが抗酸化成分を豊富に含む食事をとらなければならない理由である。[32]オリー**ブオイルはまた、血小板の過度の凝集の防止に役立ち、血栓を予防する。**

31. Covas MI, Nyyssonen K, Poulsen HE, et al. EUROLIVE Study Group. The effect of polyphenols in olive oil on heart disease risk factors: a randomized trial. *Ann Intern Med.* 2006 Sep 5;145(5): 333-41.
32. Castaner O, Fito M, Lopez-Sabater MC, et al. The effect of olive oil polyphenols on antibodies against oxidized LDL. A randomized clinical trial. *Clin Nutr.* 2011 Mar 2.

ブオイルにはヒドロキシチロソール、オレウロペイン、ルテオリンなど、大量のポリフェノールが含まれており、これらが血液をサラサラにして、血小板から心臓発作の元となる血栓ができるのを防ぐ。[33]

オリーブオイルのオレイン酸成分は、HDLコレステロールを上げてLDLコレステロールを下げ、粒子のサイズとLDLコレステロール対HDLコレステロールの全体的比率を良くすることにより、コレステロール・プロファイルの改善に寄与する。他の植物油をオリーブオイルに代えた研究では、被験者のコレステロール・プロファイルが改善された。[34]

最近の研究ではまた、**オリーブオイルに含まれるオレイン酸には血圧を下げる効果がある**ことがわかっている。オリーブオイルは細胞膜に入り込み、細胞の情報交換のやり方を変えて血圧の低下を促すのだ。[35]

オリーブオイルとそのポリフェノールは**C反応性タンパクの血中濃度を下げ、心臓病のリスク要因である炎症を低下させる。**ポリフェノールはまた、若い女性の内皮機能（血管の健康）も改善する。[36]

---

33. de Roos B, Zhang X, Rodriguez Gutierrez G, et al. Anti-platelet effects of olive oil extract: in vitro functional and proteomic studies. *Eur J Nutr.* 2011 Jan 1.
34. Torres N, Guevara-Cruz M, Velázquez-Villegas LA, Tovar AR. Nutrition and atherosclerosis. *Arch Med Res.* 2015 Jul;46(5): 408–26.
35. Terés S, Barcelo-Coblijn G, Benet M, et al. Oleic acid content is responsible for the reduction in blood pressure induced by olive oil. *Proc Natl Acad Sci USA.* 2008 Sep 16;105(37): 13811–16.

胃と腸を整える

オリーブオイルは心臓に良いだけでなく、胃腸にも効果がある。胃と小腸のがんの調査によれば、オリーブオイルを定期的に使う人は、がんの罹患率が低かった。この制がん効果は、オリーブオイルに含まれるポリフェノールの抗酸化・抗炎症特性に由来する可能性が高い[37]。

脂質の中には、オメガ6オイルのように腸内細菌に害を与えるものもあることを学んだが、**オリーブオイルのポリフェノールには、腸内細菌叢のバランスを保ち、潰瘍や逆流を引き起こすヘリコバクターピロリなどの悪玉菌の増加を防ぐ効果がある[38]。**

頭が冴える

オリーブオイルは脳にも効果がある。フランスでの大規模研究で、高齢者が料理やソース、ドレッシングに多量のオリーブオイルを使うと、視覚的記憶と言語流暢性が改善されることがわかった[39]。酸素を与えず脳に損傷を起こす動物実験では、オリーブオイルが脳の治療と回復に寄与している。

がんにならない

オリーブオイルには抗がん作用もあるようだ。**1日に大さじ1、2杯を摂取するだけで、胃がん、結腸がん、乳がん、肺がんなど多くのがんのリスクが低下する[40]。**

---

36. Moreno-Luna R, Muñoz-Hernandez R, Miranda ML, et al. Olive oil polyphenols decrease blood pressure and improve endothelial function in young women with mild hypertension. *Am J Hyπertens.* 2012 Dec;25(12): 1299-304.
37. Hashim YZ, Eng M, Gill C, et al. Components of olive oil and chemoprevention of colorectal cancer. *Nutr Rev.* 2005 Nov;63(11): 374-86.
38. Romero C, Medina E, Vargas J, Brenes M, Castro AD. In vitro activity of olive oil polyphenols against Helicobacter pylori. *J Agr Food Chem.* 2007 Feb 7;55(3): 680-86.

研究の多くは、オリーブオイルに含まれるポリフェノールとその抗酸化・抗炎症特性に焦点を当ててきた。しかし、その他の研究では、オリーブオイルが細胞膜の機能を高めて、がんのリスクを減らすとともに、抗酸化遺伝子を発現させて人体に備わる抗酸化システムを活性化することが明らかにされている。オリーブオイルに含まれる無数の抗酸化物質が、あなたのDNAをフリーラジカルの攻撃から保護するのだ。細胞の働きが良くなって、がんのリスクが低下するのである。[41]

医者がすすめるオリーブオイルの選び方

エキストラバージンの種類ではなく、値段の安いオリーブオイルを買いたい誘惑に駆られるかもしれない。しかし、調査によれば、**エキストラバージンオリーブオイルに含まれるポリフェノールの抗炎症特性は、2回目以後の圧搾による非バージンオリーブオイルに比べてはるかに大きい**ことがわかっている。[42] ラベルに書かれた「ピュアオリーブオイル」のような健康強調表示にも絶対にだまされないようにしよう。**「エキストラバージンオリーブオイル」と表記されたものだけを買おう。**

もしラベルに「ピュア」と書かれていれば、それは通常、非精製と精製オリーブオイルの混合品であることを意味している。

---

39. Berr C, Portet F, Carriere I, et al. Olive oil and cognition: results from the three-city study. *Dement Geriatr Cogn.* 2009 Oct;28 (4) : 357-64. Published online 2009 October 30. doi: 10.1159/000253483.
40. Elnagar AY, Sylvester PW, El Sayed KA. (-) -Oleocanthal as a c-Met inhibitor for the control of metastatic breast and prostate cancers. Planta Med. 2011 Feb 15. [Epub ahead of print]. Escrich E, Solanas M, Moral R, et al. Modulatory effects and molecular mechanisms of olive oil and other dietary lipids in breast cancer. *Curr Pharm Design.* 2011;17 (8) : 813-30.

もうひとつよく見かける用語は「常温搾油」だ。これはオリーブの搾油で最小限の熱（27℃以下）が使われたことを意味している。これによって効果の高い栄養素をできるだけ残すことができる。

ナッツと種子で腹が凹む

太るからという理由でナッツや種子類をまったく食べないようにすすめた勧告は、これまでアメリカ国民に為された最悪のものと言っていい。相次ぐ研究で、[43] **ナッツの摂取を増やすことが、心疾患、[44] 2型糖尿病、[45] 肥満、がん、そして死亡[46]のリスク低下に関係している**ことが示された。実際、これまでに行われた心疾患に関する最大のランダム化比較試験の1つである「PREDIMED（地中海料理による予防）」研究では、ナッツを毎日食べた人は心臓発作を起こすリスクが30％減少した――スタチン剤の服用と同等以上の効果だ。減量効果を扱った別の研究は、低脂質のヴィーガン食と、ナッツ、アボカド、オリーブオイルを含む高脂質ヴィーガン食の比較を行った。その結果、高脂質食のほうが減量幅は大きく、またコレステロールも良好だった。[47]

41. Machowetz A, Poulsen HE, Gruendel S, et al. Effect of olive oils on biomarkers of oxidative DNA stress in Northern and Southern Europeans. *FASEB J.* 2007 Jan;21 (1) : 45-52. Epub 2006 Nov 16. PMID:17110467.
42. D'Imperio M, Gobbino M, Picanza A, et al. Influence of harvest method and period on olive oil composition: an NMR and statistical study. *J Agr Food Chem.* 2010 Oct 5. [Epub ahead of print].

ナッツと冠動脈性心疾患のリスク低下を関連づけるエビデンスをレビューした結果が『ブリティッシュ・ジャーナル・オブ・ニュートリション』誌に掲載された[48]。このレビューで、研究者は4件の大規模前向き疫学研究――「Adventist Health Study（アドベンチスト健康調査）」「Iowa Women's Study（アイオワ州女性健康調査）」、「Nurses' Health Study（看護師の健康調査）」、「Physicians' Health Study（医師の健康調査）」を詳しく調べている。4件すべての証拠を総合すると、**ナッツを少なくとも週に4回食べた被験者は、ナッツを全然またはほとんど食べなかった人に比べて、冠動脈性心疾患のリスクが37％低下した。**1週間のナッツ摂取が1回増えるたびに、冠動脈性心疾患のリスクは平均8・3％低下する関係が見られた[49]。

『オベシティ』誌に発表された調査によれば、ナッツを毎週少なくとも2回食べる人は、ほとんど食べない人に比べて、体重が増える可能性がずっと低かった。スペインの成人男女8865人についての28カ月間の調査では、毎週少なくとも2回ナッツを食べた人は、ナッツをまったく、またはほとんど食べない人に比べて、体重が増える可能性が31％低かった[50]。

43. Grosso G, Yang J, Marventano S, Micek A, Galvano F, Kales SN. Nut consumption on all-cause, cardiovascular, and cancer mortality risk: a systematic review and meta-analysis of epidemiologic studies. *Am J Clin Nutr.* 2015 Apr;101 (4) : 783-93.
44. Hshieh TT, Petrone AB, Gaziano JM, Djoussé L. Nut consumption and risk of mortality in the Physicians' Health Study. *Am J Clin Nutr.* 2015 Feb;101 (2) : 407-12.
45. Jiang R, Manson JE, Stampfer MJ, Liu S, Willett WC, Hu FB. Nut and peanut butter consumption and risk of type 2 diabetes in women. *JAMA.* 2002 Nov 27;288 (20) : 2554-60.

ナッツには多くのタンパク質、食物繊維、ビタミン、ミネラルが含まれている。健康に良い脂質がたっぷり含まれ、食欲を減らす効果がある。大事なのは適度に食べることだ。健康食の一部として食べたいと思うだろうが、ブロッコリーを3袋もドカ食いしてはいけないように、ナッツも3袋を食べてはいけない。やりすぎると、ただの食べ過ぎになってしまう。その強力なメリットを享受するには、そしてあなたの噛み砕きたい欲求を満たすには（！）、1日ひと握りか2握りで十分だ。

体脂肪を燃やすナッツ・種子類の食べ方、選び方

オーガニック認証を受けた生のナッツや種子を買うことをおすすめする。そうすれば、汚染物質を摂るリスクを避けることができる。**高温の業務用ロースターで焼くと、ナッツや種子に含まれる繊細な脂質が損なわれる**ので、ローストナッツや塩で味付けしたナッツは避けよう。お好みなら、自分でごく低めのオーブン温度（約120℃）で軽く焼けば良い。

ナッツや種子を水に浸して、レクチン、フィチン酸塩、酵素阻害物質を減らすのは良いアイデアだ。これらの成分は「反栄養素」と考えられており、栄養分の吸収を妨げ、消化不全を起こし、また酵素の作用を阻害する。生のナッツや種子はきわめて栄養豊富な食品だが、**ナッツに含まれる栄養分を最大限引き出し、胃腸を刺激する可能性のある物質を**

46. Guasch-Ferré M et al; PREDIMED study group. Frequency of nut consumption and mortality risk in the PREDIMED nutrition intervention trial. *BMC Med.* 2013 Jul 16;11:164.
47. Jenkins DJ, Wong JM, Kendall CW, et al. Effect of a 6-month vegan low-carbohydrate ("Eco-Atkins") diet on cardiovascular risk factors and body weight in hyperlipidaemic adults: a randomised controlled trial. *BMJ Open.* 2014 Feb 5;4(2):e003505.
48. Kelly JH Jr, Sabaté J. Nuts and coronary heart disease: an epidemiological perspective. *Br J Nutr.* 2006 Nov;96 Suppl 2: S61–67. Review.

ナッツ・種子類で健康になる

【健康効果】
- 肥満解消
- 無駄な食欲を減らす

【病気予防】
- 心疾患
- 糖尿病
- がん

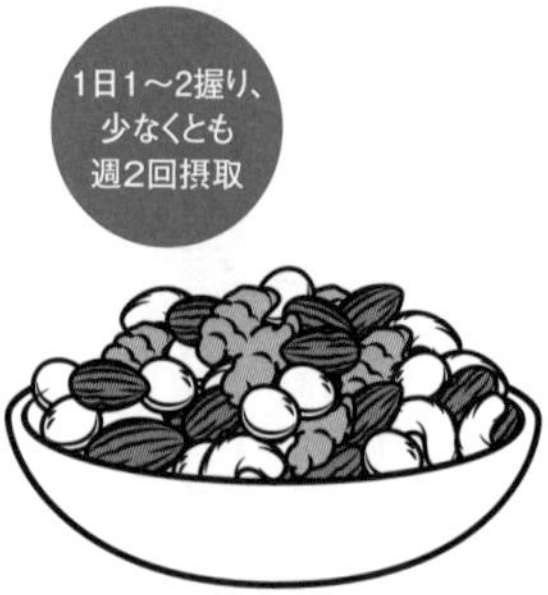

・タンパク質
・食物繊維
・ビタミン
・ミネラル

オーガニック認証を受けた生のナッツが◎
ローストナッツや塩で味つけしたものは避ける

不活性化するには、ちょっと手間をかけることが大事だ。水に浸すとナッツや種子の発芽を促し、酵素の働きが活発化する。[51] 浸すことでまた風味も良くなる。

ナッツや種子を一晩または24時間、温かい塩水に浸すだけで良い。温水がナッツや種子の表面から約2・5センチの高さまで、ボウルにたっぷり入っていることを確かめよう。ナッツまたは種子4カップにつき大さじ1杯の海塩を加えること。十分浸したら、すすぎの水が透明になるまで完全にすすぐこと。それから、完全に乾燥させることがきわめて大事だ。中まで確実に乾燥させる一番良い方法は、できるだけ低温にセットした温かいオーブンで重ならないように広げること——理想

49. Kelly JH Jr, Sabate J. Nuts and coronary heart disease: an epidemiological perspective. *Br J Nutr.* 2006 Nov;96 Suppl 2: S61-67.
50. Bes-Rastrollo M, Sabate J, Gomez-Gracia E, Alonso A, Martinez JA, Martinez Gonzalez MA. Nut consumption and weight gain in a Mediterranean cohort: the SUN study. Obesity. 2007 Jan;15(1): 107-16. PMID:17228038.
51. Howell E MD. *Food Enzymes for Health & Longevity.* Twin Lakes, WI: Lotus Press; 1994.（『医者も知らない酵素の力』エドワード・ハウエル著、今村光一訳、中央アート出版社、2009年）

的には49℃以下の温度が良い。

第9章

脂質がもたらす驚きの健康効果

正しい脂質をたくさん摂れば、まだまだたくさん健康に良い効果がある！　ヘルシーな脂質があなたの脳や体、気分などにもたらす他のメリットの概要を、次ページの一覧表にまとめた。

図で述べた内容について、ここから一つ一つ見ていくとしよう。

低糖質・高脂質食の驚きの効果

- 2型糖尿病、糖尿病予備群の予防・治療に最適
- 脳を若く保ち、認知症を予防する
- 神経変性疾患、うつ病などの精神障害、注意欠陥障害（ADD）、自閉症などを改善
- 脳卒中、脳腫瘍を予防する
- 脳の損傷が回復する
- てんかんの治療に効果的
- ALS（筋委縮性側索硬化症）の治療に有効
- 片頭痛、関節リウマチ、クローン病などの「自己免疫疾患」を抑制
- 運動能力が向上
- 肌の乾燥、かゆみ、変色などを改善する
- 髪や爪を美しく保つ
- 性ホルモンを活性化する
- がん予防

糖尿病が治る

今では、アメリカ人の2人に1人、子どもの4人に1人が、2型糖尿病か糖尿病予備群のどちらかを患っている。**世界の2型糖尿病患者の80％は開発途上国の人々**だ。だが現在、この世界的まん延を予防し食い止める方法がわかっている。米国糖尿病学会（ADA）や政府の「食生活指針」は、今でも糖尿病患者に高炭水化物の食事をすすめているが、糖尿病の治療と介護についての世界的リーダー、ハーバード大学医学部付属ジョスリン糖尿病センターは、高脂質食に向けて舵を切っている。私は流れがこの方向に変わり続けることを期待している。

あらゆる研究を包括的にレビューした

2008年と2015年の報告書は共に[1][2]、**低炭水化物・高脂質の食事が、2型糖尿病および糖尿病予備群の予防と治療にベスト**という結論に達している。この2件のレビューで、研究者は高脂質・低炭水化物食が理想の食事であり、1型糖尿病にとっても良い管理となる理由について、12の根拠を挙げている。

1. 食事の炭水化物を制限して脂質を増やすことが、血糖値の低下に最も効果がある。
2. 肥満と2型糖尿病がまん延している間、消費カロリーの増加はほとんど精製炭水化物と糖質の増加によるもので、総消費カロリーに占める割合で表した脂質の摂取は減少している。
3. 体重を減らさなくても、低炭水化物・高脂質食の効果を得ることはできる。
4. 体重を減らす必要はないが、これほど減量効果の高い食事法はない。
5. 低炭水化物・高脂質食にこだわる傾向が強くなっているのは、それが食欲を抑え、満腹感を高めるためである。
6. 炭水化物の一部をタンパク質に置き換えると、効果がある。
7. 総脂質と飽和脂肪酸の摂取量は、循環器疾患のリスクに関係していない。

1. Accurso A, Bernstein RK, Dahlqvist A, et al. Dietary carbohydrate restriction in type 2 diabetes mellitus and metabolic syndrome: time for a critical appraisal. *Nutr Metab* (Lond). 2008 Apr 8;5:9.
2. Feinman RD, Pogozelski WK, Astrup A, et al. Dietary carbohydrate restriction as the first approach in diabetes management: critical review and evidence base. *Nutrition.* 2015 Jan;31 (1): 1-13.

8. 脂質より炭水化物のほうが、血中飽和脂肪酸値に大きな影響を与える。
9. 細小血管障害（切断手術の原因となるタイプ）の一番良い予測因子は平均血糖値（ヘモグロビンＡ１ｃ）であり、その管理には高脂質・低炭水化物食が効果的である。
10. 食事の炭水化物を制限して脂質を増やすことが、血中トリグリセリド値を下げてＨＤＬコレステロールを増やす最も効果的な方法だ。
11. ２型糖尿病患者がインスリンと糖尿病の薬をやめるか減らすのに最善の方法は、低炭水化物・高脂質の食事である。さらに、１型糖尿病患者もインスリンを減らして血糖値を安定させることができる。
12. 薬剤やインスリンとは異なり、この食事には心臓発作による死亡のリスクを高めるような副作用がない。[3]

この高脂質・低炭水化物食による手法はきわめて強力であるため、十分気をつけよう。食事をがらりと変えると薬やインスリンの必要量が低下し、血糖値が下がりすぎるかもしれないので、用心すること。薬を減らす前に、かかりつけの医師と相談しよう。

3. Action to Control Cardiovascular Risk in Diabetes Study Group, Gerstein HC, Miller ME, Byington RP, et al. Effects of intensive glucose lowering in type 2 diabetes. *N Engl J Med.* 2008 Jun 12;358 (24) : 2545–59.

若々しい脳をつくる

低脂質食は認知症に関係があるとされ、脂質の多い食事はそれを予防することがわかってきた。実際に、優れたアルツハイマー病研究者が、認知症の治療を目的とするきわめて高脂質の食事（ケトン食）の研究に取り組んでいる。

バック老化研究所（Buck Institute for Research on Aging）のデール・ブレデセン博士は、「Reversal of Cognitive Decline: A Novel Therapeutic Program（認知機能低下の改善：新たな治療プログラム）」[4]という論文で、徹底的な低炭水化物・低GI・低穀類・高脂質の食事によって、患者の認知症が実際に改善したケーススタディー10件のレビューを行っている。これは画期的な成果である。過去数十年にわたって、認知症の薬剤治療について20億ドル相当の研究と243本の研究報告が行われてきたが、このレベルの成功を示したものは皆無だった。実際、それらの研究で効果が見られたのは1件のみであり、その唯一の例外も効果がきわめて小さかった。

デイビッド・パールマター博士も、革新的な著書『「いつものパン」があなたを殺す：

4. Bredesen DE. Reversal of cognitive decline: a novel therapeutic program. *Aging* (Albany NY). 2014 Sep;6 (9): 707-17.

脳を一生、老化させない食事』（三笠書房）において、脳内の脂質の役割について述べている。数多くの研究で、炭水化物が脳を老化させ、脂質がそれを予防することがわかっている。実際、インスリン抵抗性が脳の損傷をもたらすため、今ではアルツハイマー病を3型糖尿病と呼ぶ人もいる。

メイヨー・クリニックの研究によって、**炭水化物を山のように食べる人は、軽度認知障害として知られる認知症予備群になるリスクが４倍高い**ことが判明した。同研究では、健康に最も良い脂質を摂る人が初期認知症になるリスクは44％低く、良質のタンパク質を鶏肉、牛肉や羊肉、魚から摂取する人が初期認知症になるリスクは21％低いことも示されている。[5]

65歳以上の８０００人以上を対象とした別の研究では、４年間に２８０人が認知症を発症した。研究者は被験者の食事を調査し、**脳の健康に良いオメガ３脂肪酸の摂取が最も少ない人の認知症リスクは37％高いことを突き止めた。**[6] 魚を最もよく食べる人が認知症になるリスクは44％低く、オリーブオイル、クルミ、フラックスシード（亜麻の種）の摂取が一番多い人の場合、認知症になるリスクは60％少なかった。しかし、オメガ6脂肪酸の摂

5. Roberts RO, Roberts LA, Geda YE, et al. Relative intake of macronutrients impacts risk of mild cognitive impairment or dementia. *J Alzheimers Dis.* 2012;32(2): 329–39.
6. Barberger-Gateau P, Raffaitin C, Letenneur L, et al. Dietary patterns and risk of dementia: the three-city cohort study. *Neurology.* 2007 Nov 13;69(20): 1921–30.

取が最も多い人では、認知症のリスクが2倍に上昇した。

メンタルにも好影響

あなたの脳の60％は脂質で、その大半はオメガ3脂肪酸とコレステロールでできている。あなたが低脂質の食事をとると、脳を飢えさせていることになる。

脂質は脳に不可欠だ。食事の脂質不足は、神経変性疾患、うつ病[7]や自殺や攻撃行動[8]などの精神障害、注意欠陥障害（ADD）[9]や自閉症[10]、脳卒中、さらにトラウマ[11]と関係があるとされている。

その一方で、**食事をオメガ3などの良質の脂質で補うと、これらすべての条件の改善に結びつく。**オメガ3脂肪酸は有益な遺伝子発現を刺激して脳細胞の活動を活発化し、脳細胞間の結合を強めて、新たな脳細胞の形成（ニューロン新生）さえ促すのだ。それによって脳の炎症を減らし、認知機能を改善する。うつ病、さらには脳損傷の回復にも効果がある[12]。きわめて高脂質のケトン食はてんかんの治療に用いられ[13]、近年はALS（筋委縮性側索硬化症）[14]など、脳腫瘍[15]も含む神経学的疾患の治療に用いられている。

要するに、**脂質は脳に良いのである！**

---

7. Su KP, Wang SM, Pae CU. Omega-3 polyunsaturated fatty acids for major depressive disorder. *Expert Opin Investig Drugs.* 2013 Dec;22(12): 1519–34.
8. Hibbeln JR, Gow RV. The potential for military diets to reduce depression, suicide, and impulsive aggression: a review of current evidence for omega-3 and omega-6 fatty acids. *Mil Med.* 2014 Nov;179(11 Suppl): 117–28.
9. Bos DJ, Oranje B, Veerhoek ES, et al. Reduced symptoms of inattention after dietary omega-3 fatty acid supplementation in boys with and without attention deficit/hyperactivity disorder. *Neuropsychopharmacology.* 2015 Mar 19.

自己免疫疾患を抑制する

オメガ6精製植物油のような悪い脂質は炎症を引き起こすが、良い脂質は炎症を抑制する。オメガ3脂肪酸は、炎症と自己免疫疾患の治療法として幅広く研究されてきた。それにより炎症経路が変化し、抗炎症機能のある遺伝子の発現が強化されるのだ。

これまでに行われた数多くの研究で、**関節リウマチ、クローン病、潰瘍性結腸炎、乾癬、エリテマトーデス、多発性硬化症、片頭痛などの炎症や自己免疫疾患に対する、魚油補給のメリット**が評価されてきた。これらの研究により、疾患の活動性が抑制されて抗炎症薬の必要性が減るなど、大きな効果のあることが判明した。[16] 私は、自分の患者に、グリセミック指数が低く抗炎症作用のある高脂質食で、しかもグルテンや乳成分を含まない食事をとってもらい、それを魚油のサプリで補うと、患者の自己免疫疾患に劇的な効果があることに気がついた。

自己免疫疾患に対するγ-リノレン酸（GLA）の効果はよく研究されており、有効であることがわかっている。[17] これは月見草油やボラージオイル（ルリジサ油）に含まれていて、ヒトの体内でも合成されるが、病気の状態だと十分ではないことが多い。私は多くの自己免疫疾患患者の治療で、γ-リノレン酸を食事や他の治療法と組み合わせて使い、効

10. van Elst K, Bruining H, Birtoli B, Terreaux C, Buitelaar JK, Kas MJ. Food for thought: dietary changes in essential fatty acid ratios and the increase in autism spectrum disorders. *Neurosci Biobehav Rev.* 2014 Sep;45: 369–78.
11. Michael-Titus AT, Priestley JV. Omega-3 fatty acids and traumatic neurological injury: from neuroprotection to neuroplasticity? *Trends Neurosci.* 2014 Jan;37 (1) : 30–38.
12. Hussain G, Schmitt F, Loeffler JP, Gonzalez de Aguilar JL. Fatting the brain: a brief of recent research. *Front Cell Neurosci.* 2013 Sep 9;7:144.

果を上げている。

運動能力が向上する

私たちは、運動能力を高めるにはカーボローディングが必要だと信じ込まされてきた。巨大なボウル一杯のパスタを試合前に食べて、筋肉の炭水化物の貯え（グリコーゲン）がいっぱいになるまで補給し、バテないようにする……といったことだ。筋肉には2000キロカロリーまでの炭水化物をグリコーゲンとして貯えられるが、平均的な細身のアスリートには約4万キロカロリーの脂肪が身に備わっている。炭水化物燃焼から脂肪燃焼に切り換えられたら素晴らしいのではないか？

多くの科学者がアスリートのための高脂質・低炭水化物食を研究してきた。なかでもその道を切り拓いたのは2人の科学者、ジェフ・ボレク博士とスティーブン・フィニー博士だ。彼らは、高脂質・低炭水化物食がもたらす生命現象を生理機能のあらゆる面から解き明かす、何百本もの論文を執筆した。その対象は、激しい運動を行い、インスリン感受性が高くて炭水化物不耐症のないアスリートにまで及んでいる。彼らの著作『The Art and Science of Low Carbohydrate Living（低炭水化物の暮らし：その技術と科学）』と『The

---

13. Lima PA, Sampaio LP, Damasceno NR. Neurobiochemical mechanisms of a ketogenic diet in refractory epilepsy. *Clinics* (Sao Paulo). 2014 Dec;69(10): 699-705.
14. Paganoni S, Wills AM. High-fat and ketogenic diets in amyotrophic lateral sclerosis. *J Child Neurol.* 2013 Aug;28(8): 989-92.
15. Schwartz K, Chang HT, Nikolai M, et al. Treatment of glioma patients with ketogenic diets: report of two cases treated with an IRB-approved energy-restricted ketogenic diet protocol and review of the literature. *Cancer Metab.* 2015 Mar 25;3:3.

Art and Science of Low Carbohydrate Performance（低炭水化物生活の行動：その技術と科学）』で、両博士は、どうすれば体を炭水化物主体の燃焼から脂肪中心の燃焼に切り換えられるかをきわめて詳細に論じている。これはケトン順応と呼ばれている。ポイントは、インスリン値を非常に低く保つことだ。インスリンの値が高いと脂肪の燃焼が阻害またはは抑制されて、組織に貯えられている脂肪を利用することができない。ボレク博士とフィニー博士は**炭水化物の燃焼から脂肪燃焼に切り替えるメリット**を以下のように述べている。

- 低炭水化物（高脂質）の食事には抗炎症作用があり、運動中の酸化ストレスを軽減し、乳酸の蓄積を防ぎ、運動の合間の体の速やかな回復を助ける。
- いったん低炭水化物食に慣れると（それには約2週間が必要）、運動中でも運動の合間でも、体は基本的に内臓脂肪など体内脂肪の燃焼に依存するようになるため、グリコーゲンの値を回復するために炭水化物を多く摂る必要はなくなる。リスクを伴わずに脂質をたくさん摂ることができる。
- 耐久トレーニングや体力あるいは筋力トレーニング中のアスリートは、炭水化物を

16. Simopoulos AP. Omega-3 fatty acids in inflammation and autoimmune diseases. *J Am Coll Nutr.* 2002 Dec;21(6): 495-505. Review.
17. Belch JJ, Hill A. Evening primrose oil and borage oil in rheumatologic conditions. *Am J Clin Nutr.* 2000 Jan;71(1 Suppl): 352S-356S. Review.

制限した脂質の多い食事をとるのがよく、身体組成や体力さえ改善することができる。

最高の美容効果

調教師はどうやって競走馬を美しい輝く皮膚の持ち主にしているか、考えたことがあるだろうか？　彼らは馬にオメガ3脂肪酸が豊富なフラックスシード（亜麻の種）を与えているのだ。食事に含まれる、魚や植物由来のオメガ3脂肪酸の欠乏は、重大な健康問題を引き起こすことがある。多くの人はクリーム、ローション、ドライスキンの薬を肌にたっぷり塗り、頭髪を蘇らせようとあらゆる種類の頭髪化粧品をつけ、爪を強くしようとネイル製品を使うが、私たちの外面の問題のほとんどは内部から発生している。**オメガ3の不足は皮膚の乾燥、かゆみ、カサカサ、変色の原因となる。**それはまた上腕後部に荒れてブツブツした鳥肌を起こすこともある。さあ自分をチェックしよう！　指先にひび割れがあるかもしれない。髪の毛が乾いて固くもつれてはいないか。ふけが出て髪が薄くなっているのでは。爪の成長が遅い、あるいは脆くなって剥がれている心配もある。オメガ3脂肪酸はこうした問題をすべて解決してくれる。**皮膚に本当に問題があるような人は、フラックスオイル（亜麻仁油）やボラージオイル（ルリジサ油）を組み合わせて使えば、驚くような結果を得ることができる。**

セクシーになる

ヒトの性ホルモンは体内のコレステロールから作られると聞いたら、あなたは驚くかもしれない。アメリカ人は、1年に1人当たり平均66キロの小麦粉と69キロの糖類を食べている。それがインスリンを急上昇させ、おなか周りの内臓脂肪を蓄積させ、男性のエストロゲンを増やし（腹部脂肪細胞はエストロゲンを多く作る）、テストステロンの値を急降下させる。このために性欲の減退、性的機能不全、筋力低下、体毛の喪失、女性化乳房症が引き起こされる。多くの男性は、炭水化物をやめて脂質摂取を増やすことにより、テストステロン置換法に訴えることなく問題を解決できる。

低脂質食を続けると、女性は生理が止まる、あるいは不規則で重くなる、さらに不妊になる可能性がある。低脂質食は内臓脂肪を増やし、テストステロンを上昇させ、にきび、顔のひげ、頭髪の喪失を引き起こすことがある。一方、高脂質・低炭水化物の食事はそれらをすべて逆転させることができる。

がんにならない

脂質とがんの関連性を心配する必要があるのか、少し検討してみよう。この時点では多分あなたを驚かせるような話ではないが、相矛盾する証拠がある。研究によって、**脂質とがんの間に関連性はないことを示すものもあれば、関係があるかもしれないとするものもあり、一方で、脂質はがんを予防するかもしれないというものもある。**その上、がん細胞は脂質ではなく糖質を吸収して増殖するので、がん細胞を餓死させるためにきわめて高脂質のケトン食を用いる研究もある。結局、どういうことなのだろうか？

正直なところ、脂質とがんの関連性を理解するのは難しい。問題は、これまで説明したように、栄養研究がまだ不十分な段階にあることだ。大規模集団研究では食物頻度のアンケートで食事を評価しており（それは非常に正確な調査というわけではない。毎週毎週食べたものを本当に覚えているだろうか？）、また関連しそうな他の要因も多いため、明確

18. Brennan SF, Woodside JV, Lunny PM, Cardwell CR, Cantwell MM. Dietary fat and breast cancer mortality: a systematic review and meta-analysis. *Crit Rev Food Sci Nutr.* 2015 Feb 18.

な結論を下すのが難しい。それが、集団研究では因果関係を証明できない理由である。たとえば、いくつかの研究で、飽和脂肪酸をたくさん摂った人はがんのリスクが高いとわかったとしよう。しかし、その原因は飽和脂肪酸なのだろうか、それとも飽和脂肪酸を食べる人の全体的な食事や生活習慣(あまり運動しない、喫煙が多い、精製食品と加工食品の摂取が多い、揚げ物が多い、野菜と果物が少ない、体重が重い)なのだろうか? それはまったく飽和脂肪のためではないかもしれない。

たとえば、多くの大規模集団研究で飽和脂肪酸摂取の増加は乳がんに関係していることが示されたが、真の因果関係を評価するために大規模ランダム化比較試験を実施したところ、食事中の脂質と乳がんの間には何の関係も見つからなかった。[18]

集団研究にはまた、相矛盾する結果を示すものもある。ある研究では、脂質摂取の増加またはある種の脂質ががんの原因とされるが、それとは正反対の結果を示すものもある。[19] 大規模レビューでは、脂質とがんの間に整合性のある関係をなかなか見いだせない。[20] そんなわけで私は、基礎生物学と(この場合は)がん生物学の知識を組み合わせた実験と基礎科学のほうを信頼している。データはまだ増え続けており、すべてが解明されたわけではない。自然食品と良い脂質を基本とする賢明なアプローチを私が提唱するのは、そのため

19. Schwab U, Lauritzen L, Tholstrup T, et al. Effect of the amount and type of dietary fat on cardiometabolic risk factors and risk of developing type 2 diabetes, cardiovascular diseases, and cancer: a systematic review. *Food Nutr Res.* 2014 Jul 10;58.
20. Moyad MA. Dietary fat reduction to reduce prostate cancer risk: controlled enthusiasm, learning a lesson from breast or other cancers, and the big picture. *Urology.* 2002 Apr;59(4 Suppl 1): 51–62. Review.

である。

がんについて私たちが理解しているのは次のようなことだ。それは外界からの刺激（毒素、喫煙など）、食事、ストレスの結果として生じる複雑な病気である。また確実にわかっていることもある。インスリン抵抗性あるいは糖尿病予備群、**2型糖尿病は、一般的な多くのがん（前立腺、乳房、結腸、膵臓、肝臓など）のリスクを飛躍的に高めること**だ。私たちはまた、炎症ががんのリスクを大きくすることも認識している。野菜と果物に強力な抗がん成分が含まれていることについては皆が同じ意見である。

中国のある研究は、尿に含まれるブロッコリーやアブラナ科野菜の代謝生成物を測定し、これらの化合物の量が最も多い人は、がんのリスクが最も低いことを発見した。[21]他の研究には、ある種の食品と特定のがん、たとえば乳製品と前立腺がんを強く関連づけるものもある。[22]

しかし、いくつかの脂質——**EPAとDHAのような重要なオメガ3脂肪酸——は体に良く、私たちの生体機能に必須の要素であるため、ほぼすべての健康問題に効果があるように見える。**多くの研究で、オメガ3脂肪酸には抗がん特性があることがわかっている。[23]

21. Moy KA, Yuan JM, Chung FL, et al. Urinary total isothiocyanates and colorectal cancer: a prospective study of men in Shanghai, China. *Cancer Epidemiol Biomarkers Prev.* 2008 Jun;17(6): 1354–59.
22. Yang M, Kenfield SA, Van Blarigan EL, et al. Dairy intake after prostate cancer diagnosis in relation to disease-specific and total mortality. *Int J Cancer.* 2015 May 20.
23. Triff K, Kim E, Chapkin RS. Chemoprotective epigenetic mechanisms in a colorectal cancer model: modulation by n-3 PUFA in combination with fermentable fiber. *Curr Pharmacol Rep.* 2015 Feb;1(1): 11–20.

炎症を減らし、インスリン抵抗性を改善し、さらにその他の細胞の仕組みを通して、結腸がん[24]、乳がん[25]、前立腺がん[26]におけるがんの経路を阻止するのだ。数多くの研究で、植物油由来のオメガ6不飽和脂肪酸を多く含む食品があると、オメガ3脂肪酸は能力を発揮できないことがわかっている。実際、ケトン食、つまりきわめて高脂質の食事（60〜70％が脂質）を使ってがんを治療する研究が現在盛んに行われており[27]、脳腫瘍や結腸がんがそれに含まれている[28]。高脂質のケトン食はがん細胞に対して毒性があり、患者の延命に効果があるように思える。

ひとつの食品が心臓に良く、もうひとつはがんを予防し、また別のものが認知症を防止し、さらに別のひとつは糖尿病を予防するとは考えられない。私の考えでは、ヒトはそれよりもっと知的に造られており、自然や人間の仕組みはもっと的確に構築されている。人類にとって合理的な1組の原則がなければならない。残念ながら、栄養学はまだ嘆かわしい状況にあるため、私たちは話をつなぎ合わせて全貌を明らかにする必要がある。

栄養学の問題点の一部は、個々の栄養素を抽出してそれを食事のパターン全体から切り離すやり方で結論を出そうとすることだ。私たちは、最近の研究が扱っているような個々

24. Devi KP, Rajavel T, Russo GL, Daglia M, Nabavi SF, Nabavi SM. Molecular targets of omega-3 fatty acids for cancer therapy. *Anticancer Agents Med Chem.* 2015 Apr 24.
25. Witte TR, Hardman WE. The effects of omega-3 polyunsaturated fatty acid consumption on mammary carcinogenesis. *Lipids.* 2015 May;50 (5) : 437–46.
26. Lin PH, Aronson W, Freedland SJ. Nutrition, dietary interventions and prostate cancer: the latest evidence. *BMC Med.* 2015 Jan 8;13:3.

の栄養素や何種類かの脂質ではなく、本物の自然食を摂って進化してきた。リスクもあるかもしれないが、私は、科学と分子生物学および生理学の最新の知識から情報を得つつ、自然食を食べて、食への漸進的アプローチを行うことが最も理にかなうと考えている。

さてこれで、脂質に関する研究、事実、数字をすべて伝えた。あなたには私と同じように、低脂質の時代に別れを告げるべきだと納得してほしい。その上で、**健康に良い脂質の摂取が、減量、病気の予防、活力回復、そして何よりも好物をたっぷりと楽しむカギである**ことを確信してほしい！

27. Bozzetti F, Zupec- Kania B. Toward a cancer-specific diet. *Clin Nutr.* 2015 Jan 23. pii: S0261-5614 (15) 00035-7.
28. Allen BG, Bhatia SK, Anderson CM, et al. Ketogenic diets as an adjuvant cancer therapy: history and potential mechanism. *Redox Biol.* 2014 Aug 7;2C: 963–70.

PART 3

内臓脂肪を最速で落とす食事21日間プログラム

——どんな人でも劇的に効果が出る

第10章

一生肥満にならない究極の食べ方

食事はどう摂ればいいか

この章からは、具体的に日々、何をどう食べればよいのか、そして、私が本書ですすめる「内臓脂肪を落とす食事」について解説していく。

食べるべき食事についての回答は、研究で明らかになると思うかもしれないが、それはもっと大きな混乱を招くだけだ。ヴィーガンダイエットの研究で、その食事法は減量、糖尿病の改善、コレステロールの低下に役立つことがわかっている。また、パレオダイエットにも同じ効果があるように見える。そうすると、あなたは動物性食物を避けて、豆類、穀類、野菜を食べるべきか、それとも、罪悪感なしに肉や脂肪を食べて、穀物や豆類をすべてやめるべきなのか？　ヴィーガンダイエットとパレオダイエット、双方の考え方にはどちらも優れた面があるが、どちらも、それだけでは完全ではない。本質的にどちらのグループも、宗教的情熱に近い熱心さで自分たちの食事に固執し、自分たちの考え方の正当性を検証する研究だけに注意を向ける。

こうした研究でよく見かけるのは、質の高いパレオあるいはヴィーガンダイエットを、加工食品、糖質、精製炭水化物、低品質の工業畜産物、精製油を多く含むアメリカ人の普通の食事と比較するやり方だ。自然食品の食事法ならどんなものでも――ヴィーガンでもパレオでも――あのひどい工業的加工食品と比べれば、はるかに良い結果が出るだろう。しかし、2種類の自然食で質の高いヴィーガンダイエット――ひとつは低脂質でもうひとつは高脂質――を比べたらどうなのか？　この比較はすでに行われていて、高脂質、高タンパク、低炭水化物、低GIのヴィーガンダイエット（エコ・アトキンス）のほうが、ナッツ、種子類、アボカドを避ける低脂質のヴィーガンダイエットよりも、減量とコレステロール低下の成績がよかった。[1]

1. Jenkins DJ, Wong JM, Kendall CW, et al. Effect of a 6-month vegan low-carbohydrate ("Eco-Atkins") diet on cardiovascular risk factors and body weight in hyperlipidaemic adults: a randomised controlled trial. *BMJ Open*. 2014 Feb 5;4 (2) :e003505.

ポテトチップ、コーラ、ベーグル、パスタのヴィーガンダイエットを、健康に良い野菜とグラスフェッド肉によるパレオダイエットと比較しても大して参考にはならないし、また同様に、肥育場飼育の肉、ボロニアソーセージとわずかな新鮮野菜を食べるパレオダイエットを、自然食品、低GIのヴィーガンダイエットと比べても役に立たない。しかし、**理想的で健康に良いパレオダイエットと、理想的で健康に良い高脂質のヴィーガンダイエットを比較した人はこれまで誰もいない。**私の推論では、どちらも健康に良くて、脂肪の多い動物性食品の食事が良い人もいれば、植物中心で脂質の多い食事のほうが良い人もいると思う。人類には驚くような適応性がある。しかし、一番大事な質問はただひとつ、あなたに適した食事法は何か、というものだ。

食べ物と生活習慣は、あなたの体の反応にもとづいて選択すべきだ。自分の体の声に耳を傾けよう。何が好きかは体が話してくれる。その理解には時間がかかるし、観察が必要だが、あなたの体は身近にいる最高のドクターなのだ。

体重を最速で減らす食事

ピーガンダイエットは、最高のパレオと最高のヴィーガンダイエットを組み合わせたものだ。しかし一方で、あなたが体重を大幅に減らしたい、糖尿病を改善したい、慢性的な健康問題を何とかしたい、体を全面的に元に戻したいのなら、代謝を速やかに活性化する、「内臓脂肪を落とす食事」実践編（280ページ）がまさしくその出発点となる。あなたの心身を再起動させ、体を工場出荷時の初期設定に戻すための21日間プログラムだと考えよう。

目標を達成できたら、食事法を少しずつ拡大して、完全なピーガンダイエットのやり方に近づけていくことができる。

最初に、パレオダイエットと健康的なヴィーガンダイエットに共通する特徴に目を向けよう。どちらも持続可能な方法で育てられた、本物で自然のままの生鮮食品を中心とする。ビタミン、ミネラル、植物性栄養素が豊富な一方、糖質、精製炭水化物、加工食品の一切はあまり含んでいない。すべて「本物の食べ物」だ。本章でご紹介する「内臓脂肪を落とす食事」にも共通する部分がある、誰もが認めるヘルシーな食事の特徴は次のようなものだ。

1. 理想的な有機栽培による、ご当地の新鮮な自然食品。
2. 血糖負荷が非常に低い――糖質、小麦粉、精製炭水化物が少ない。
3. 果物や野菜類が非常に多い――色が濃いほど、種類が多いほど良い(ただしパレオ派は、ベリー類などの低GIの果物にこだわるようすすめている)。
4. 殺虫剤、抗生物質、ホルモンをほとんどまたはまったく含まず、遺伝子組み換えでない食品。
5. 化学物質、添加物、防腐剤、着色剤、化学調味料(MSG)、人工甘味料などの有毒な化学物質をほとんどまたはまったく含んでいない。
6. オリーブオイル、ナッツ、種子類、アボカドの質の良い脂質が豊富に含まれている。何といってもオメガ3脂肪酸だ! あなたがヴィーガンで母親と一緒に食事をしたくないとしても別に構わないが、植物に含まれるα-リノレン酸だけでなく、オメガ3脂肪酸を摂取することが非常に重要である。あなたの体内でα-リノレン酸がDHAに変わることを期待するのではなく、食物から直接DHAを摂取する必要がある。幸い、DHAは藻類から摂ることができる。
7. 精製・加工植物油が少ない。エキストラバージンオリーブオイルが美味しくて健康に良い代替品だ。

8. 適量のタンパク質が含まれ、食欲のコントロール、特に高齢者の筋肉づくりに役立つ（ただし当然ながら、植物性と動物性のどちらのタンパク源から摂るべきかについては議論がある）。

9. 動物性の食べ物。もちろん、ベジタリアンやヴィーガンが動物性食品を受け入れないのはそれで問題ないが、受け入れる人は、持続可能かつ人道的な牧草飼育法で抗生物質やホルモンを使わずに育てられた家畜の肉であるべき点で一致している。

10. 魚類。ヴィーガンについては魚についても同様だが、魚を食べる人の場合は、水銀や毒素含有量の低いイワシ、ニシン、アンチョビ、天然のサケのような小型の魚を選び、マグロ、メカジキ、マジェランアイナメのような魚は、水銀含有量が多いので避けるべきだというのが一致した意見だ。魚はまた、持続可能な「有機的」養殖場のものか、天然の漁業資源を枯渇させないやり方で捕獲したものでなければならない。

賛否両論ある食べ物

ここから、少し厄介なことになる。以下に続くのは栄養学の世界で論争が続いている分野で、多くの人が今なお議論を戦わせている。

1．乳製品。パレオ派もヴィーガン派も（それに私も）乳製品を避けており、それには十分な理由がある。乳製品に耐性のある人もいるが、そうでない、乳糖不耐性症（牛乳に含まれる乳糖の消化酵素・ラクターゼを消化できないことによって、消化器に生じる諸症状）の人も一定数存在する。大半の人では、肥満、糖尿病、心臓病、認知症、がんの一因となり、しかも、アレルギー、気管支ぜんそく、湿疹、後鼻漏、にきび、過敏性腸症候群は言うまでもなく、骨粗しょう症のリスクも高める（減りはしない）かもしれない。[2] データの中には、体重管理と糖尿病予防に役立つことを示唆するものもあるが、それは牛乳を飲む人が炭酸飲料や砂糖入り飲料をあまり飲まないためか、牛乳自体のためか、それとも酪農協議会から研究資金を受けたためかは定かではない。乳製品については第12章（289ページ）で詳しく検討

2. Ludwig DS, Willett WC. Three daily servings of reduced-fat milk: an evidence-based recommendation? *JAMA Pediatr.* 2013 Sep;167 (9) : 788–89.
3. Ludvigsson JF, Reutfors J, Osby U, Ekbom A, Montgomery SM. Coeliac disease and risk of mood disorders — a general population-based cohort study. *J Affect Disord.* 2007 Apr;99 (1–3) : 117–26.
4. Millward C, Ferriter M, Calver S, Connell-Jones G. Gluten- and casein-free diets for autistic spectrum disorder. *Cochrane Database Syst Rev.* 2004; (2) :CD003498. Review.

し、なぜ、「内臓脂肪を落とす食事」実践編からグラスフェッドのバターとギー以外の乳製品を除いたのか、その理由を説明する。

2. 穀類。何百万人ものアメリカ人、そして米国以外のすべての人類にとって、グルテンは炎症、自己免疫疾患、消化器系疾患、精神疾患[3]、自閉症[4]、抑うつ症、統合失調症[5]、肥満、心臓病、認知症[6]、そしてがん[7]の一因となっている。セリアック病に侵されるのはすべての人々の1%だが、グルテン感受性を持つ人はアメリカ人の10%近く、つまり3000万人いる。ただ、その診断を受けている人は1%未満だ[8]。グルテンはパンやビスケット類のような精製された高GI食品に含まれていて、体重増加とインスリン抵抗性の一因となる。全粒小麦粉のパンでも、砂糖以上に血糖値を急上昇させる。どんな穀類であっても、血糖値を上げるのだ。2型糖尿病患者でインスリンをやめて糖尿病を改善したい人、自己免疫疾患の人、あるいは体重を大きく減らしたい人にとっては、グルテンフリーの食事を試してみる価値は大きい。

3. 豆類。豆類は食物繊維、タンパク質、ミネラルの宝庫だ。しかし人によっては消化器系の病気を起こすことがあり、糖尿病患者では、豆の多い料理が血糖スパイクの

5. Ludvigsson JF, Osby U, Ekbom A, Montgomery SM. Coeliac disease and risk of schizophrenia and other psychosis: a general population cohort study. *Scand J Gastro-enterol.* 2007 Feb;42(2): 179–85.
6. Hu WT, Murray JA, Greenaway MC, Parisi JE, Josephs KA. Cognitive impairment and celiac disease. *Arch Neurol.* 2006 Oct;63(10): 1440–46.
7. Ludvigsson JF, Montgomery SM, Ekbom A, Brandt L, Granath F. Small-intestinal histopathology and mortality risk in celiac disease. *JAMA.* 2009 Sep 16;302(11): 1171–78.

原因となる可能性がある。豆にはレクチンが含まれていると心配する研究者もいる。[9] それは炎症とフィチン酸を発生させてミネラルの吸収を阻害するのだ。[10]「内臓脂肪を落とす食事」実践編では、穀類の場合とほぼ同じ理由で、最初の21日間は豆の摂取を避ける。

4. 肉。肉に関する研究はあいまいなものである。それは、大半の研究が肉の「質」を調べていないからだ。赤肉は心臓病による死亡率を増やすという研究もあるが、[11] その反対の結果を示す研究もある。実のところ、それは研究が行われた方法によるのだが、私自身の考えは、肉が病気に関係していない方向に傾いている。

5. 卵。卵、特に有機飼育によるオメガ3栄養強化卵は、低価格できわめて栄養価の高いタンパク源で、しかもコレステロールや心臓病のリスクには何の影響も及ぼさない。

---

8. Green PH, Neugut AI, Naiyer AJ, Edwards ZC, Gabinelle S, Chinburapa V. Economic benefits of increased diagnosis of celiac disease in a national managed care population in the United States. *J Insur Med.* 2008;40 (3-4) : 218-28.
9. Cortés-Giraldo I, Girón-Calle J, Alaiz M, Vioque J, Megías C. Hemagglutinating activity of polyphenols extracts from six grain legumes. *Food Chem Toxicol.* 2012 Jun;50 (6) : 1951-54.
10. Sandberg AS. Bioavailability of minerals in legumes. *Br J Nutr.* 2002 Dec;88 Suppl 3: S281-85. Review.

生体機能をリセットする

私が内臓脂肪を落とす食事プランを考案したのは、あなたに減量と健康を目指す方法を提供するためだ。習慣を変えて新しいパターンを学習し、生体機能を完全にリセットし、炎症を抑制し、胃腸を回復させ、高脂質食に適応するには、3週間（21日間）が必要である。それを脳内の化学成分、ホルモン、代謝作用をリセットするための「プレ・ピーガン」ダイエットと考えよう。

「内臓脂肪を落とす食事」実践編では、穀類、豆類、菓子、乳製品、グルテン（どんなにわずかでも）の摂取をやめて、多量の健康に良い脂質と、持続可能でクリーンな動物性食品およびシーフードを摂るところから始める。これによって、ほとんどの人は生物学的なリセットボタンを押すことができる。自分の体を最初の工場出荷時の設定に戻すと考えれば良い。

最高の医者はあなたの体

さまざまな種類の脂質とその人体への影響の違いをすべて理解したとしても、これらを

11. Sinha R, Cross AJ, Graubard BI, Leitzmann MF, Schatzkin A. Meat intake and mortality: a prospective study of over half a million people. *Arch Intern Med.* 2009 Mar 23;169(6): 562–71.

含む食品があなたの体に与える影響を正確に知ることはできない。私たちは皆ユニークな存在で、それぞれが自分の健康に対して個別に取り組まなければならない。誰にでも効く万能薬は過去の時代のものだ。

最高の医師はあなた自身の体だ。その声に耳を澄まそう。よく注意しよう。何で体調が良くなるのか、あるいは悪くなるのか？　効き目のある薬を見つけよう。何度もお話ししたように、食べ物は薬であって、ただのカロリーではない。それにはあなたの遺伝子・代謝作用・免疫システム・腸内細菌を調節する情報や命令が含まれているのだ。

自分に最適な食事法を教えてくれる先端技術の検査がある。高脂質・低炭水化物の組み合わせか、あるいは低脂質・高炭水化物か？　さらに、どんな種類の運動が自分に最も有効なのか。これを研究するのが栄養ゲノム情報科学（ニュートリゲノミクス）で、それは治療を個別化する機能性医学で使われている。

今や、あなた自身でできる遺伝子検査を複数の企業が提供しており、それを使えば、自分の体質にもっと合う意思決定をすることができる。あなたに必要な情報の多くは、あなたの体に含まれている。あなた自身の体が、何が有効で何が有効でないか、脂質がもっと必要か減らすべきか、炭水化物を増やすべきか減らすべきか、タンパク質がもっと必要かそうでないかに関する意見を、直接的にしかも速やかに伝えてくれるのだ。それはさらに、どんな種類の運動が自分に最も有効であるかも示してくれる。21日間の「内臓脂肪を落とす食事」実践編の日程を通して、自分の体がどう反応するかを観察するのは、あなた次第だ。脂質、炭水化物、タンパク質を増やすべきか減らすべきかを知るために、何に着目したら良いのだろうか。第12章（280ページ）にその手がかりを記している。

あなた自身の血液検査、あなた自身の経歴、そして家族歴はすべて、治療を個別化するための素晴らしいガイドだ。炭水化物不耐性の強い人は、高脂質・低炭水化物食のほうが健康に良いのが普通だ。

注目すべきは、「食べた物に対する体の反応」

多くの人は、肥満や健康上の問題を自分の両親や遺伝子のせいにしがちである。自分には肥満や糖尿病の遺伝子があるとか、自分の両親や祖父母が太り過ぎ、糖尿病、心臓病だったから自分もそうだとか言うのは簡単だ。しかし、遺伝学の世界はそれよりはるかに複雑である。

私たちはそれぞれ約2万個の遺伝子を持っている。各人のそうした遺伝子の約99％は地球上のすべての人に共通しているが、その残りの1%が私たちをユニークな存在にしている。それらの遺伝子には約1億1200万もの変異があり、一塩基多型（略してSNP）と呼ばれているが、それがビタミンの必要性、解毒力、炎症への傾向、心臓病、がん等々を含む人体のあらゆる機能に影響を及ぼしている。**これらのSNPは、あなたの体重や代謝作用、食事に含まれる脂質の処理や管理にも影響を与えている。**

私たちは日々、一塩基多型について、またその健康への影響について多くのことを学んでおり、今では、遺伝子検査による健康と栄養への個別的アプローチを始めるのに十分な知識が得られている。近いうちに、内頬から検体を取って検査機関に送れば、数百ドルで自分の全遺伝情報を知り、自分自身の遺伝子に合った食べ物、サプリメント、運動の種類を選んで、体機能と代謝を最適化することが可能になるだろう。人による体重の違いの40〜50%は遺伝的要素によるものと考えられ、さまざまな食事に対する反応が人によって違うのはそのためである。[12]

私は自分の患者に合った個別的な助言をするために、一部の患者の遺伝子検査を注文することがある。各個人に応じた治療法を提供するのに役立つ遺伝子があるのだ。こうした特定の遺伝子は、肥満や太りやすさに関連があり、高脂質または低脂質の食事[13]、新陳代謝

12. Hasselbalch AL. Genetics of dietary habits and obesity — a twin study. *Dan Med Bull.* 2010 Sep;57 (9) :B4182.
13. Bossé Y, Pérusse L, Vohl MC. Genetics of LDL particle heterogeneity: from genetic epidemiology to DNA-based variations. *J Lipid Res.* 2004 Jun;45 (6) : 1008-26.

率、食物脂質の吸収、細胞からの脂質動員、そして脂質からエネルギーへの燃焼能力が、コレステロール・プロファイルにどういう影響を与えるかに関わっている。また、脳内のドーパミン受容体を調節して炭水化物や糖質への欲求をコントロールする遺伝子、インスリン抵抗性、炎症、コレステロール代謝などの値、そして運動の種類による体の反応の違いまで予測できる遺伝子もある。

次のリストに私が検査する遺伝子をいくつか示している。

- FABP2：脂肪の吸収と代謝に影響を及ぼす
- PPARG：インスリン機能、脂肪燃焼、コレステロール値に影響する
- ADRB2：体が脂肪細胞から脂質をどのくらい動員してエネルギーにするかに影響する
- ADRB3：体が脂質をどれだけ分解するかに影響する
- APOA5：トリグリセリドを調節する
- APOA2：肥満のリスク、コレステロール代謝、心臓病のリスク、糖尿病のリスクに影響する
- MC4R：エネルギーの摂取と消費、食欲制御に影響を及ぼす

・FTO：食欲、体温、神経系およびホルモン系を調節する
・TCF7L2：インスリンの分泌と作用を含めて、血糖を調節する
・ADBR3：運動や脂肪の燃焼に対する反応性に影響を及ぼす
・PLIN：肥満に関係する脂肪の蓄積に影響を及ぼす
・TNF-A：血糖コントロール・コレステロール異常に影響を与える可能性のある炎症に影響を及ぼす
・LDL：血液循環からコレステロールを除去する
・CETP：HDLコレステロールの代謝と血中コレステロール値を調節する
・APOA1：HDLコレステロールの生産を調節する
・APOC3：コレステロールおよびトリグリセリドの代謝に中心的役割を果たす
・APOE：トリグリセリドとコレステロールの分解に重要な役割を果たす
・DRD2：脳内のドーパミン受容体に作用し、糖や精製炭水化物への依存リスクに影響を及ぼす

私はこの分野に関心があり、しかも自分自身に心臓病の強い家族歴があり、コレステロールも高い傾向があるため、自分の検査で何がわかるか知りたかった。遺伝子検査が健

康改善の個別化にどんな実質的役割を果たせるのか知るために、私自身の検査結果をお見せしよう。

全体として、私は遺伝的に非常にラッキーであることがわかった。きわめて影響の大きい遺伝子はひとつだけに限られ、それは炭水化物不耐症のリスクをもたらす遺伝子、PLINだった。これは別に意外なことではなかった。精製炭水化物や糖を摂るとおなか周りの内臓脂肪が少々増えるのに気づくからである。私にはまたMC4R遺伝子の変異があり、そのために過食しがちだ。要するに、自重しなければならないのだ。

私のトリグリセリドの値は、正しい食事を毎日続けている割には、期待したよりも少し高かった。自分にAPOA5とAPOC3遺伝子があることがわかって、その理由がはっきりした。そのおかげで、オリーブオイルか一価不飽和脂肪酸の摂取を増やし、炭水化物を減らす食事をしなければならないことを自覚している。

第11章

ステージ1：内臓脂肪を燃やす基礎づくり

「内臓脂肪を食事で燃やす」プログラムは、左記のみっつのステージに分かれている。

ステージ1：内臓脂肪を燃やす基礎づくり
ステージ2：「内臓脂肪を落とす食事」実践編
ステージ3：「内臓脂肪がみるみる消える」移行プラン

ステージ1は準備段階で、プログラムを始める前の2日間で行う。ステージ2で「内臓脂肪を落とす食事」実践編を取り上げ、あなたが食べる物、飲む物、実行することを網羅する。ステージ3では、移行プランに関するみっつのオプションを説明する。それらはすべて、あなたが残りの人生で順守するべき指針となる。

まず、「脂質を摂ってやせる」プランを始める前に、2日間かけて「基礎づくり」をしよう。この2日で必要な品を手に入れ、最も大切な心の準備をして、成功のお膳立てができた自信を持ってプログラムを開始できるようにしよう。

キッチンから生まれ変わる

平均的なアメリカのキッチンは、食品産業にハイジャックされた恐ろしい場所だ。不幸なことに、ほとんどのアメリカ人はもはやフード（本当の食べ物）を食べていない。口にするのは、工場で工業的に生産された食べ物に似た物質（フランケンフード）だ。それには、病気の原因となるトランス脂肪酸、異性化糖、MSG（グルタミン酸ナトリウム）、人工甘味料、着色料、添加物、保存料、殺虫剤、抗生物質、遺伝子工学と遺伝子育種に由来する新しい食品タンパク質およびアレルゲンがたっぷり含まれている。私たちはこれらを「**反栄養素**」と呼んでいる。文字通り、生き延びるのに必要な栄養素を体から奪い去るからである。

知っておくべき工場生産食品の罠

工業生産による食品はすべて、ほとんど同じ加工原料を含んでいる。異性化糖、小麦粉、塩、マーガリン、MSG、着色料、添加物、保存料など、すべてが型に詰め込まれて成形され、さまざまな色彩、形状、食感を持つ食品が生み出される。しかしすべての製品に付いている原材料リストはほとんど同じだ。もし工場生産食品のパッケージの表面を覆って原材料名のラベルだけ見たら、それが何か見分けるのは難しいだろう。

こうした食べ物が、私たちの味覚と脳の化学作用をハイジャックしている。**砂糖や加工食品にはコカインの8倍もの依存性**があることをご存じだろうか？　文字通り、私たちの肉体と精神が乗っ取られているのだ。

料理で健康をつくる

料理をすることは楽しく、開放的で、毎日できる最も本格的な活動だ。革命的行動であり、誰もが参加する能力を持っている。慢性病のための最高の薬は、実にシンプルで効き目が高く、たいていの人の身近にある安価なものだ。それは、自分の家庭で家族や友人と一緒に本物の食べ物を料理することである。

医者が教える絶対に食べてはいけない食品リスト

このプログラムの最初の数日は、インスリン抵抗性、体重の増加、健康障害、あるいは最悪な気分の原因となる、加工食品、グルテン、乳製品、甘味料といった食べ物もどきの物質をすべて体から除去するのにきわめて重要な期間だ。それで依存の悪循環を断ち切り、離脱症状を止めることができる。あなたをワナにかけ、病気にして、気分を悪くさせてきた品々を取り除き、自分に有利な状況にしてみたらどうだろう。心身を養う本物の新鮮な自然食品だけをキッチンに詰め込み、幸福と希望に満ちた場所に模様替えして、最高の成功を収めるように準備してみたらどうだろうか。

このステージの数時間を使って、キッチンから次のリストにあるアイテムを取り除こう。しまい込むのではなく――ゴミ箱に放り込むのだ！　以下に示すのが差し当たって絶対に「廃棄すべき」偽物の食べ物である。

フェイク食品　「フェイク食品」とは、完全でないもの、本物でないもの、新鮮でないものすべてを意味している。袋入りや箱詰めのものは全部これに含まれる（イワシやトマトなど自然食品に水か塩を加えた缶詰など、本物の食べ物を除く）。保存料、添加物、着色料を含むものすべて、その他の方法で処理されたすべてを処分する。加工スナック食品、冷凍のパッケージ料理、そして一番大事なことだが、**「無脂肪」または「低脂肪」というラベルの付いたものはすべて廃棄する。**「天然調味料」入りのものはどれも良いように聞こえるが、グルテン、あるいはバニラ風味によく使われるビーバーの肛門腺の分泌物さえ含んでいるかもしれない。

糖類を含む食品　これはあらゆる形態の糖類を意味しており、異性化糖も含まれるし、ハチミツ、糖蜜、アガベシロップ、メープルシロップ、ココナッツシュガー、有機サトウキビ汁のような「天然」甘味料も含まれる。

糖類を含む飲み物　これにはフルーツジュース（甘味料不添加でも）、砂糖入り紅茶、コーヒー、スポーツドリンク、栄養ドリンクが含まれる。

人工甘味料を含む食べ物　これにはアスパルテーム、サッカリン、ソルビトール、キシリトールなど、基本的にすべての人工甘味料が含まれる。ポイと捨てよう。**人工甘味料は肥満と糖尿病に関係していて、腸内細菌を変えてしまう**ことがわかっている。ステビアなどの「天然の」低カロリーまたはノンカロリー甘味料もやめる必要がある。これらは糖や炭水化物への激しい欲求のきっかけとなるので、その悪循環を断つつもりだ。

水素添加油や精製植物油を含むもの　コーン油や大豆油など。これらのオイルには炎症性のオメガ6脂肪酸が含まれているので、避けたい。ナッツや種子類、動物性食品、さらにオリーブオイルからも多量のオメガ6脂肪酸が体内に摂り込まれるが、こうした工場で製造したオイルは避けなければならない。オリーブオイル、エキストラバージンココナッツオイル、ギー、グラスフェッドバターはこのプログラムに最適なヘルシーオイルで、体重減少と最高の健康状態を促す良質の脂質を含んでいる。

その他の避けるべき食べ物

次の21日の間、解毒のプロセスが円滑に進み、あなたが食べる良い脂肪のメリットが最大限に生かされるために、**すべてのグルテン製品と乳製品（グラスフェッドバターとギーを除く）、穀類、豆類の摂取もやめなければならない。**乳製品（グラスフェッドバターとギーを除く）、グルテン、穀類（米、キヌア、粟など）は食物感受性の最も一般的原因であり、それによって炎症が発生する。炎症は、ぜんそくやアレルギーから心臓病、2型糖尿病、さらにがん、うつ病、自閉症まで、ほぼあらゆる慢性病の根本的原因である。豆類にはまた炎症性化合物が含まれ、でんぷんが多いので血糖問題に理想的な食品とは言えない。

もし有機畜産ではない乳製品があったら捨てること。それにはホルモン、抗生物質、炎症性化合物がたっぷり含まれている。

覚えておいてほしいのだが、**食べ物の脂質は究極の離脱症状キラー**だ。それは血糖バランスを長期にわたって安定させ、急上昇や変動を抑える。そして最新の研究は、脳の渇望、依存、習慣形成をつかさどる中枢への脂質の影響をマッピングしている。**糖質は渇望と依存を刺激するが、脂質はそれを抑制する**のである。

絶対に食べてはいけない食品リスト

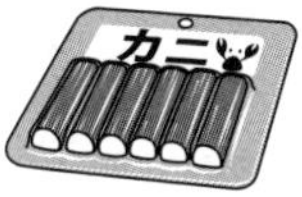

フェイク食品
（ほぼすべての
袋入りや箱詰めの食品）

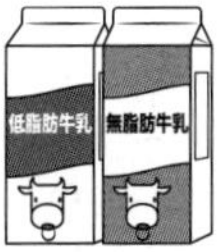

「無脂肪」または
「低脂肪」の
記載があるもの

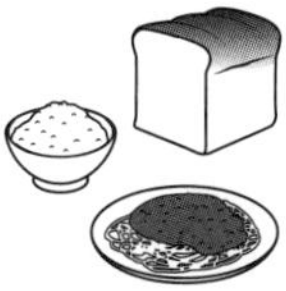

糖類を含む食品

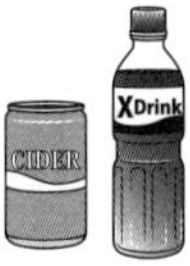

糖類を含む
飲み物

人工甘味料を
含む食べ物

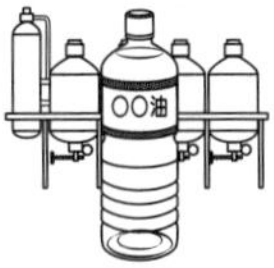

水素添加油や
精製植物油を
含むもの

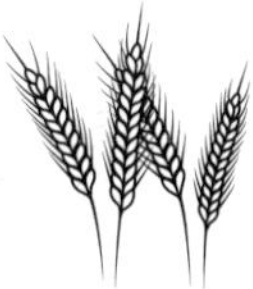

グルテン製品

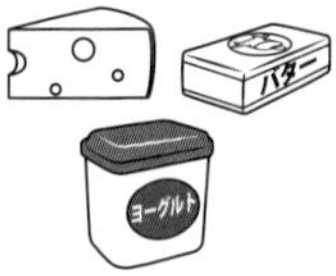

乳製品
（グラスフェッドバターと
ギーを除く）

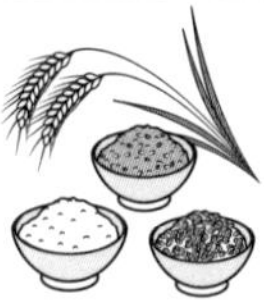

穀類

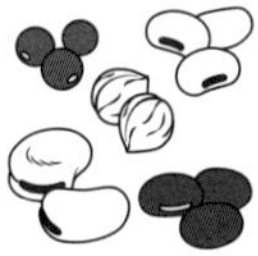

豆類

かならず備えておきたい基本食リスト

プログラムが始まる前にあなたに揃えてほしい物品類を以下に挙げる。キッチンから有害な炎症性の食べ物を取り除いたところで、体に良い食材を補充しよう！　次のリストは、揃えてほしい基本的な常備食品だ。すべて本物の食べ物である。

- エキストラバージンオリーブオイル
- エキストラバージンココナッツオイル
- 海塩
- ナッツ（クルミ、ピーカン、アーモンド、マカダミアナッツ、カシューなど。ピーナッツは含まない）
- 種子類（ヘンプ、チア、亜麻、カボチャ、ゴマ）
- 無糖のアーモンドまたはヘンプのミルク、あるいは自家製ココナッツミルク
- グラスフェッドバターかギー
- 品質の良い紅茶

かならず食べる基本食リスト

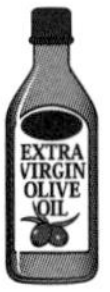	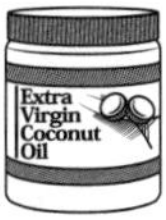	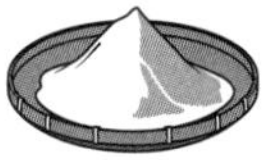
エキストラバージンオリーブオイル	エキストラバージンココナッツオイル	海塩
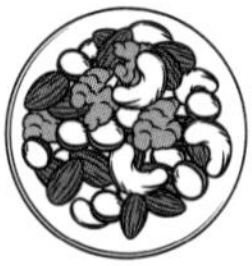	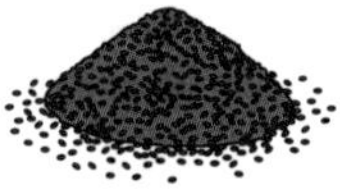	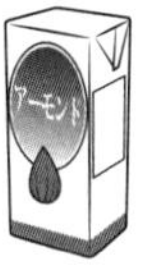
ナッツ（クルミ、ピーカン、アーモンド、マカダミアナッツ、カシューなど）	種子類（ヘンプ、チア、亜麻、カボチャ、ゴマ）	無糖のアーモンドまたはヘンプのミルク、あるいは自家製ココナッツミルク
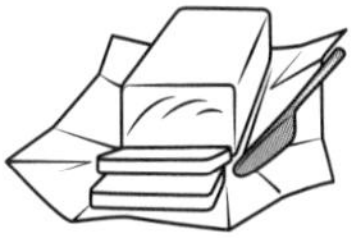	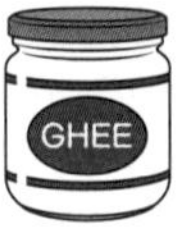	
グラスフェッドバター	ギー（無塩発酵バターを煮詰めてつくった高純度の油）	紅茶

サプリメント

ビタミンやミネラルが詰まった本物の食べ物であなたの体は活気づけられるが、カロリーを効果的に燃焼し、食欲を調節し、炎症を抑え、腸内細菌叢を適正化し、細胞のインスリン感受性を高めるには、さらに栄養素を追加する必要がある。

あなたが狩猟や採集による自然食だけを食べ、純粋で清潔な水を飲み、澄み切った空気を吸い、慢性的ストレスもなく、環境汚染物質に曝されることもなく、夜に9時間の睡眠を取るのなら、ビタミン剤は不要だ。しかし、それ以外の人には必要である。

アメリカ人の90％は、健康食を食べていても、1種類以上の栄養素を欠いている。この国の土壌は劣化している。自然食品はハイブリッド化され（栄養素濃度が低下している）、そして合成肥料で栽培され、遠距離に搬送され、長期にわたって貯蔵される。また高度に加工されると、その栄養価はさらに減少する。あらゆる人に最低でも良いマルチビタミン剤とミネラル、魚油、ビタミンDサプリメント、そして理想的にはプロバイオティクスが必要だ。リラックス効果のあるミネラル、マグネシウムを飲む必要のある人も多い。

やせて健康になるおすすめサプリメント

名称	効能
マルチビタミン、マルチミネラル	代謝、血糖値、インスリン機能の最適化
純正魚油(EPA/DHA)	抗炎症、インスリン感作作用、血糖値バランス調整 心臓病予防、脳の活性化
ビタミン D_3	インスリンの働きを助ける
L-カルニチン	脂質燃焼、代謝向上
コエンザイム Q10	細胞内部で食べ物をエネルギーに変える
グリシン酸マグネシウム	不安抑制、睡眠改善、血糖コントロール改善、 筋肉の痙攣を抑制、便秘改善
PGX	血糖・インスリンスパイク抑制、食欲抑制
プロバイオティクス	腸内フローラの正常化、炎症抑制、消化改善、 糖尿病・炭水化物不耐症改善
MCTオイル	代謝向上、脳の活性化
電解質	細胞組織への水分補給、気分向上
消化酵素	健康維持、炎症抑制
クエン酸マグネシウム	便秘改善
ラクサブレンド(ハーブの便秘薬)	便秘改善
緩衝化アスコルビン酸	解毒作用、便秘改善

そういうわけで、次の基本的サプリメントを飲んで、あなたの体の脂肪燃焼と修復のメカニズムを最適化することをおすすめする。

以下に示すサプリメントを毎日飲用すべきだ。

良質のマルチビタミンとマルチミネラルのサプリメント　これには代謝、血糖値、インスリン機能の最適化に必要なすべてのビタミンB、抗酸化剤、それにミネラルが含まれている。

2グラムの純正魚油（EPA／DHA）　抗炎性で、インスリン感作作用があり、血糖をバランスさせて、心臓病を予防し、脳の働きを高めるサプリメント。

2000インターナショナルユニット（IU）のビタミンD　インスリンの働きを助ける。国民の80％近くはこの重要なビタミンが不足している（マルチビタミンに加えてこれを摂取すること。

300〜400ミリグラムのL-カルニチンを1日2回　カルニチンは細胞への脂質の

移動を助け、それによって脂質が効果的に燃焼され、代謝が高められる。

30ミリグラムのコエンザイムQ10を1日2回

コエンザイムQ10は細胞内部で食べ物をエネルギーに変えるのに不可欠な栄養素だ。

100～150ミリグラムのグリシン酸マグネシウム

1カプセルを1日2回。マグネシウムはまたリラックス効果のあるミネラルで、不安の抑制、睡眠の改善、血糖コントロールの改善、さらに筋肉の痙攣の治療に効果がある。便秘があれば、クエン酸マグネシウムを加える必要があるかもしれない。また、腎臓に障害があったら、マグネシウムを始める前に医師と相談すること。

PGX（粉末またはカプセル）

血糖とインスリンスパイクを抑えるスーパー食物繊維で、激しい食欲を抑えて体重を減らすことができる。毎食直前に2～5グラムを大きなグラス1杯の水と一緒に飲むこと。これは粉末（1―2～1すくい）または3～6カプセル分に相当するが、粉末のほうがよく効く傾向がある。夜間に空腹を感じる、あるいは夜食が欲しいようなら、夕食後にもう1回飲んでもよい。

プロバイオティクス 100億～200億コロニー形成単位（CFU）。プロバイオティクスは腸内フローラの正常化に効果がある。腸内フローラを手入れすることは、炎症を抑え、消化を良くし、さらに糖尿病や炭水化物不耐症を改善する最善の方法と言える。

MCTオイル（大さじ1～2杯） 紅茶かシェイクに入れる、あるいはサラダにかけて食べる。ココナッツオイルから得られるスーパー脂肪で、代謝のスピードを上げ、頭脳に活力を与える。

電解質 キャップ1～2杯のE-lyte（液状の電解質溶液）。キャップ1杯分をグラス1杯の水に入れて、1日2回飲むこと（つまりグラス2杯の水に2キャップ）。この電解質と塩分の組み合わせは細胞組織への正しい水分補給に役立ち、驚くほど気分が良くなる。炭水化物を止めると多量の体液が失われるため塩分と電解質を増やしてバランスを保つ必要がある。

次に示すのは、症状を緩和するためのオプションのサプリメントである。

消化酵素（毎食1～2カプセル）　消化機能が良いことは健康維持に不可欠だ。食事を変えると、脂質の多い食べ物や繊維の多い食べ物を消化する手助けが必要かもしれない。消化酵素を飲めば、炎症も抑えられる。

クエン酸マグネシウム　150ミリグラムのカプセルかタブレット2、3個を1日2回。PGXなどの繊維を余計に摂ると便秘になることがあるが、便秘の場合にはこれが欠かせない。もし1日1、2回の便通がなかったら、このプログラムで具合が悪くなった可能性があるので、排便の回数に注意し、毎日便通があるように対策を講じよう。

ラクサブレンド（ハーブの便秘薬）　1日中便通がない、または便秘になった感じがする日の夜に2、3カプセル。

緩衝化アスコルビン酸　500ミリグラムのカプセル2～4個を1日2回飲めば、解毒と便秘に効果がある。

PGX――驚異の食物繊維

大半のアメリカ人は十分な食物繊維を摂っていない。狩猟採集者として1日100グラム近くを摂っていたのが、加工食品の食事で1日8～15グラムかそれ以下しか食べなくなった。食物繊維は腸内の善玉菌を増殖させて便通を改善し、がんや心臓病を予防する。また、減量にも効果がある。PGX（ポリグリコプレックス）と呼ばれる特別製のスーパー繊維については、この数年にわたって幅広い研究が行われてきた[1,2,3]。こんにゃくの根（グルコマンナン）と海藻の繊維を組み合わせたPGXには、糖質（と脂質）が血液に吸収される速度を遅らせ、血糖とインスリンをバランスさせて食欲を抑え、減量に役立つという全般的効果がある。

そんなわけで、私はこのプログラムを実施している間、毎食前にPGXを飲むようにすすめている。ひとつだけサプリメントを選ぶとすれば、このプログラムではPGXが一番大事だ。

飲用時に注意すべきことは、繊維が体内で目的通りの働きをするためには、推奨されているようにグラス8杯の水を毎日飲むことが絶対不可欠だ。そうしないと、便秘になるこ

1. Brand-Miller JC, Atkinson FS, Gahler RJ, Kacinik V, Lyon MR, Wood S. Effects of added PGX®, a novel functional fibre, on the glycaemic index of starchy foods. *Br J Nutr.* 2012 Jul;108 (2) 245-48.
2. Solah VA, Brand-Miller JC, Atkinson FS, Gahler RJ, Kacinik V, Lyon MR, Wood S. Dose response effect of a novel functional fibre, PolyGlycopleX (®) , PGX (®) , on satiety. *Appetite.* 2014 Jun;77:72-76.

とがある。

浄水フィルターとボトル

少なくとも1日にグラス8杯のきれいで純粋な水を飲むことが、解毒作用を促して腸の働きを正常に保つのに不可欠だ。適切な器具を手元に置いておけば1日の水分補給が容易にできる。

測定値をチェックしよう

このプログラムを始める前と終了時に自分の数値を測ってチェックすることが大事だ。あなたの状態の変化の概要とその正確な数値がわかるようにしてほしい。

数値を測る

自分の体の数値を把握しておくことも大切である。チェックすべき項目は次のようなも

3. Reimer RA, Yamaguchi H, Eller LK, Lyon MR, Gahler RJ, Kacinik V, Juneja P, Wood S. Changes in visceral adiposity and serum cholesterol with a novel viscous polysaccharide in Japanese adults with abdominal obesity. *Obesity* (Silver Spring). 2013 Sep;21 (9):E379-87.

のだ。

- 体重。朝一番にトイレに行った後に服を脱いで自分の体重を測る。
- 身長。
- ウエストサイズ。巻き尺を使って、ウエストの一番細い部分ではなく、へそ周りの一番太い部分を測る。
- ヒップサイズ。これも巻き尺を使って、腰回りの最も太い部分を測る。
- 太もものサイズ。両方の太もも周りの一番太い部分を測る。
- 血圧。これは主治医にお願いするか、ドラッグストアで測る。

体を調べる

多くの人は、血糖値チェックが必要なのは糖尿病患者だけだと考えているが、そうではない。これはオプションだが、このプログラムの前後と途中で血糖値を測ることは、体が食べ物にどう反応するのかを知るための簡単で優れた方法だと私は考えている。血糖値は、食事と生活習慣の正確な情報に体がどう劇的かつ迅速に反応するかがわかる、直接的

フィードバックだ。

読者の中には、すでに血糖測定器を持っていて血糖値を検査する方法がわかっている人もいるだろう。私が気に入っているのは、フリースタイルフリーダムライト(商品名)である。

私が推奨する血糖値検査の手順は次の通りだ。

空腹時血糖を毎日、朝食を食べる前の朝一番に測定。空腹時血糖値は、理想的には70〜80㎎/dℓでなければならない。

朝食2時間後と夕食2時間後の血糖値を測定。2時間後血糖値は、理想的には120㎎/dℓを超えないこと。140㎎/dℓ以上なら糖尿病予備軍、200㎎/dℓ以上なら2型糖尿病である。

食べ物によってそれらの数値がどう変化するかによく注意すること。

自分の体の声を聞く

これもオプションだが、このプログラムの前後に基本的な臨床検査を受けることをおすすめする。これらの臨床検査は、かかりつけの医師を介して、またほとんどの病院や研究機関を通して、あるいはセイヴオンラブズ（SaveOnLabs）（www.saveonlabs.com）のような個人向け検査会社を通して受けることができる。

私は次のような検査を推奨している。

インスリン反応試験　これは2時間のブドウ糖負荷試験に似ているが、同時にインスリンの値も測定する。この検査では、絶食後と75グラムのブドウ糖を飲んでから1時間後、2時間後のインスリンおよびブドウ糖の値を測る。

ヘモグロビンA1c　過去6週間の平均血糖値を測定する。5・5％以上はすべて高血糖と考えられ、6・0％以上は糖尿病である。

ＭＭＲ脂質検査またはカーディオＩＱ検査（コレステロール）プロファイルの検査で、ＬＤＬコレステロール、ＨＤＬコレステロール、トリグリセリドの値と、各タイプのコレステロールおよびトリグリセリドの粒子の数と大きさを測定する（大きいほうが善玉であるＨＤＬコレステロールやＬＤＬコレステロールとは逆に、大きなトリグリセリドは悪玉なので、その測定も重要である）。

新しい検査法だが、主治医にそれを要求したい。というのは、多くの検査機関や医師が行っている通常のコレステロール検査は時代遅れだからだ。これらの検査を入手できるのはラボコープ（LabCorp）社かクエスト・ダイアグノスティクス（Quest Diagnostics）社に限られる。

総コレステロール

理想的には２００㎎／dℓ未満。しかしこれは全体プロファイルほどには重要ではない。総コレステロールが３００㎎／dℓでＨＤＬコレステロールが１００㎎／dℓなら、総コレステロールが１５０㎎／dℓでＨＤＬコレステロールが30㎎／dℓよりもはるかに良い。

ＬＤＬコレステロール

理想的には１００㎎／dℓ以下。だがもっと大事なのは全体の粒子数と小型LDLの粒子数で、前者は1000以下、そして後者は400以下である（あるいはもっと少ない）こと。

HDLコレステロール

理想的には男性は50㎎／dℓ以上。女性は60㎎／dℓ以上あること（ただし私は、男女共に60㎎／dℓ以上あるべきだと考えている）。

トリグリセリド

理想的には100㎎／dℓ以下、あるいは70㎎／dℓ以下。トリグリセリドは粒子の大きいものではなく、小さいものが良い。

総コレステロールとHDLコレステロール比率

3：1以下。

トリグリセリドとHDLコレステロールの比率

2：1以下、あるいは理想的には1：1。これが3：1を超えていると、ほぼ間違いなく炭水化物不耐性がある。

DNAダイエット検査

これもオプションだが、この高度な一連の検査は、あなたの減量と健康づくりの能力に影響する遺伝的傾向を知る手がかりとなる。その結果に応じて、自分の代謝作用が最適になるアプローチをカスタマイズすることができる。高脂質食で良い結果を出せるのかもしれないし、低脂質食が合っているのかもしれない。あるいはインスリン抵抗性や砂糖依存の傾向があるのかもしれない。さらに、独自の病気を予防して体重を減らす遺伝子を活性化し、病気の進行と体重増加を促す遺伝子を不活性化することをすすめる、カスタマイズされた手引書も掲載されている。

この21日間にあなたが実践することは、自分の減量と健康増進に積極的に取り組む自分自身のパートナーになることとも言えるが、そのためには自分の健康指標を十分理解し、長期にわたって見守り続けなければならない。私は、すべての人が自分の体について学び、検査結果を理解し、その情報によって自分の進捗状況をフォローする力を持つべきだと考えている。

医師に聞いてみよう

プログラムで良いスタートを切るための注意書きをひとつ。このプログラムは非常に効果が高いので、あなたの血糖や血圧がわずか1日か2日で劇的に低下する可能性がある。

薬物治療やインスリン療法を受けている場合は、血圧と血糖値を注意深く見守り、絶対に問題を起こさないよう、医師に相談しながら服用量を減らさなければならない。血糖値や血圧が1週間ほんの少し高いだけなら（血糖値が300mg／dℓ以下で血圧が150／100より低いなら）、ほとんど危険がないが、血糖値や血圧の急激な低下は命に関わる可能性がある。

もしもあなたがインスリン、または経口血糖降下薬を摂取していたら、血糖値が劇的に低下する可能性があるので、特別の注意が必要である。そんなわけで、この旅に出る前に、かかりつけの医師に十分相談するようにお願いする。

第12章

ステージ2：「内臓脂肪を落とす食事」実践編

いよいよ「内臓脂肪を落とす食事」実践編だ。21日間、私たちはいったい何を、どのように食べるべきなのだろうか？

世界最先端の太らない食事

脂質

健康に良い脂質とクリーンな（グラスフェッドなど持続可能な方法で飼育された）動物性食品だけを選ぶ。

脂質を摂るのに最も良い食品は、

- アボカド
- エキストラバージンオリーブオイル
- ナッツ
- 種子類
- エキストラバージンココナッツオイル
- 有機全卵
- イワシ・天然のサケ・サバ・ニシンのような脂肪の多い魚
- 牧草飼育の子羊肉
- 牛肉
- 有機飼育による鶏肉

である。MCTオイルは匂いがないので、ココナッツオイルのようなココナッツ風味が

「内臓脂肪を燃やす」食事実践法ですすめる食べ物・飲み物

良質な脂質

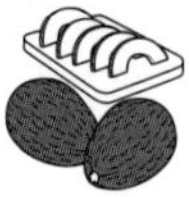

アボカド

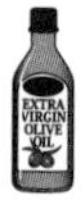

エキストラバージン
オリーブオイル

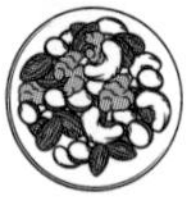

ナッツ

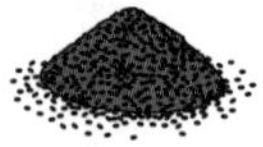

種子類

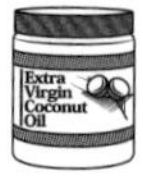

エキストラバージン
ココナッツオイル

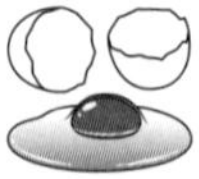

有機全卵

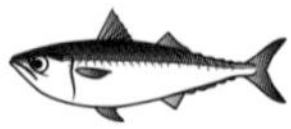

サバ、サケなど
脂肪の多い魚

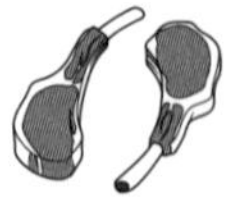

牧草飼育の子羊肉

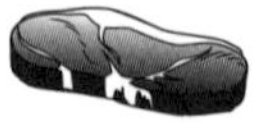

牧草飼育の牛肉

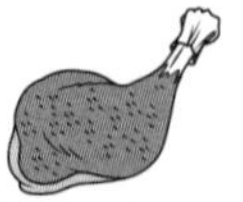

有機飼育による
鶏肉

その他摂るべき食品、飲み物

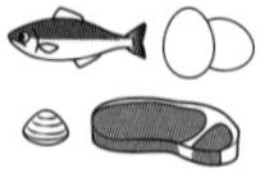

タンパク質

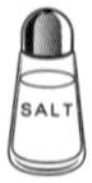

海塩

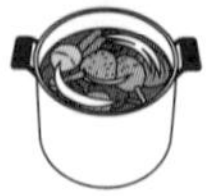

ボーンブロス
（骨のスープ）

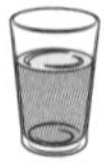

水

欲しくない料理、たとえばサラダに使うことができる。よくある脂質1食分の量は大さじ1杯のオイル、ひと握りのナッツや種子類、113グラムの魚か動物性タンパク質である。1日に4～5食分相当の脂質を食べる必要がある。

タンパク質

毎日の食事で112～168グラムのタンパク質を摂ること。平均的な人には、1日に体重1キロ当たり1・5グラムのタンパク質が必要だが、運動量が多い人や回復期の病人は量を増やす必要があるかもしれない。自分の体の感覚によく注意すれば、気づくだろう。いろいろ試して、自分がどう感じるかを毎日記録すると理解できる。**空腹感、元気さ、離脱症状、睡眠の質と量をチェックして、それらがタンパク質摂取の多少でどう変化するかを知る必要がある。**疲れやだるさを感じるなら、もっとタンパク質を必要としているシグナルかもしれない。

塩

炭水化物を減らすと、体にはもっと塩が必要になる。**体から最初に水分と塩分が失われるので、塩を十分補給（1日に小さじ1、2杯の海塩）しないと、疲労と脱力を感じて運動ができなくなる。**塩分感受性の高血圧になっている場合は、毎日の血圧によく注意して血圧が正常になるように塩の量を調節しよう。E－ライト（E-lyte）という電解質サプリメントをおすすめするのは、このためである。

ボーンブロス（骨のスープ）

野菜入りボーンブロスを味わって、リーキーガット（腸管壁浸漏）の治療に役立てよう。リーキーガットは食物への感受性や悪玉菌の異常繁殖、あるいは抗生物質の乱用によって発生する。それがあると、バクテリアの毒素と食物タンパク質が血管に「リーク」し、炎症を発生させて体重の増加を引き起こす。ボーンブロスには炎症を抑制する効果もあり、さまざまなミネラル（カルシウム、マグネシウム、カリウム、シリコン、硫黄、リン)、筋肉を増強するコラーゲンと栄養素がたっぷり含まれている。1週間分を作って、冷蔵庫か冷凍庫に保存しよう。

水

きれいな純水を1日に最低グラス8杯は飲むこと。

リーキーガットとはなんだろう?

不幸なことに**現代人は、多くのことで腸内フローラを傷つけて悪玉菌を増殖させ、それが体重の増加、糖尿病、心臓病、うつ病や自閉症を引き起こしている。**[1] まず、私たちの食事は、かつての未加工で食物繊維が多く糖質が少ない自然食品から、腸内細菌を傷つけるオメガ6脂肪酸(大豆オイル)[2]と加工食品を多量に含む、糖質が多く食物繊維が少ない食事へと劇的に変化した。特定のGMO(遺伝子組み換え食品)が腸内細菌に悪影響を与えるという証拠も示されている。また帝王切開が増えて、母親の産道を通過する際にできる赤ん坊の正常な腸内コロニー形成が阻害されている。[3] さらに、腸と腸内免疫システムの正

1. Rosenfeld CS. Microbiome disturbances and autism spectrum disorders. *Drug Metab Dispos.* 2015 Apr 7.
2. Lecomte V, Kaakoush NO, Maloney CA, et al. Changes in gut microbiota in rats fed a high fat diet correlate with obesity-associated metabolic parameters. *PLoS One.* 2015 May 18;10(5).

常な発達に必要な母乳による育児が減少している。[4] 抗生物質、アシッドブロッカー、抗炎症薬、経口避妊薬、ホルモン剤、ステロイドのような腸を痛める薬剤を過剰に用いることが、腸内細菌叢を変化させ、腸の内膜に損傷を与えている。

その結果、リーキーガット（粘膜に穴が開いてしまい、菌・ウイルスなどの異物が血管内に漏れだす状態にある腸）が発生してしまう。

リーキーガットは細菌産物、有害物質、食用タンパク質が血液中に「リークして」免疫系に作用し、炎症を発生させて、インスリン抵抗性と体重増をもたらし、さらには心臓病、糖尿病、がん、アレルギー、自己免疫疾患の原因となるのだ。私たちの過度に衛生的で清潔志向の強い習慣（絶えず手を洗う、汚いものを避けるなど）が、細菌類との日常的な接触から生じる正常な免疫機能の形成を妨げているという仮説を唱える人さえいる。典型例では、農場で育った人や発展途上国に住んでいる人には、そうでない人に比べると気管支ぜんそく、アレルギー、自己免疫疾患が少ない。[5]

次に、プランを実践するうえで覚えておくべき食事のコツをお伝えしよう。**絶対に食べてはいけない食事は次のようなものだ。**

3. Goedert JJ, Hua X, Yu G, Shi J. Diversity and composition of the adult fecal microbiome associated with history of cesarean birth or appendectomy: analysis of the American Gut Project. *EBioMedicine*. 2014 Dec 1;1 (2-3) : 167-72.
4. Bäckhed F, Roswall J, Peng Y, et al. Dynamics and stabilization of the human gut microbiome during the first year of life. *Cell Host Microbe*. 2015 May 13;17 (5) : 690-703.
5. Versini M, Jeandel PY, Bashi T, Bizzaro G, Blank M, Shoenfeld Y. Unraveling the hygiene hypothesis of helminthes and autoimmunity: origins, pathophysiology, and clinical applications. *BMC Med*. 2015 Apr 13;13:81.

「内臓脂肪を燃やす」食事実践法ですすめない食べ物・飲み物

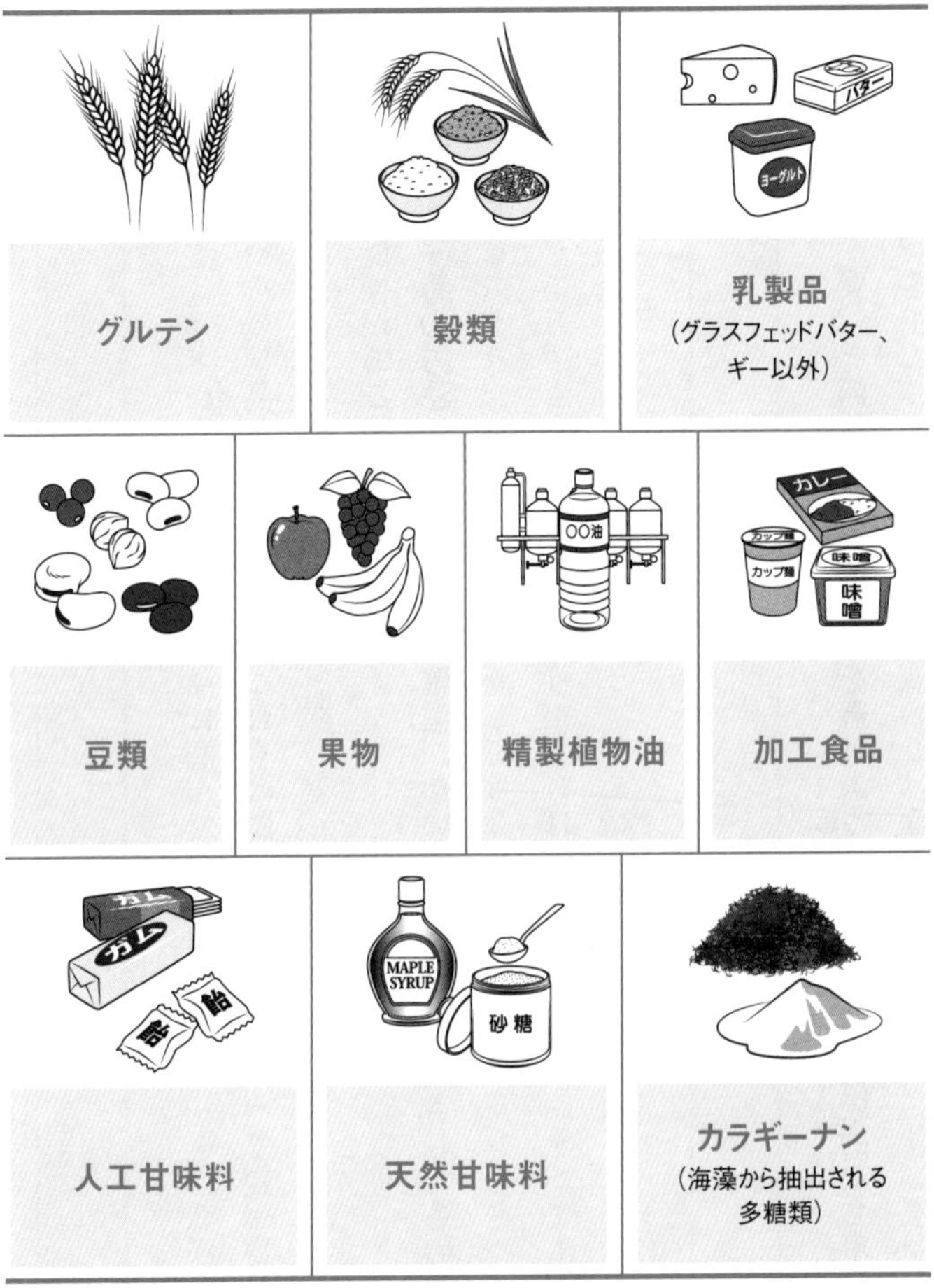
バター
ヨーグルト
グルテン
穀類
乳製品
(グラスフェッドバター、
ギー以外)
〇〇油
カレー
カップ麺
カップ麺
味噌
味噌
豆類
果物
精製植物油
加工食品
ガム
ガム
飴
飴
MAPLE SYRUP
砂糖
人工甘味料
天然甘味料
カラギーナン
(海藻から抽出される
多糖類)

1. グルテン

グルテンは何にでも入っている。あらゆる食品に潜んでいるので、ラベルを注意深く読み、隠れたグルテンや小麦製品を見つけよう（これらの隠された名前を知って食べ物のなかのグルテン源を探すには www.celiac.org を参照)。グルテンフリー・オート麦でさえ、汚染や交差反応の可能性がある容疑者だ。

グルテンを避ける一番の方法は、100％の確信がない限り工場で製造されたものは食べないことだ。またレストランに行くときも油断してはならない。レストランのキッチンには膨大な二次汚染がある。もしグルテン感受性があれば、ごく少量のグルテンでも問題を起こすかもしれない。

2. 穀類

米、キヌア、蕎麦、粟、その他すべての穀類を避けよう。全粒穀物は健康的な食事に加えてもよいが、それでもでんぷんであることに変わりはなく、血糖とインスリンを急上昇させるかもしれない。また人によっては、腸に問題や炎症を発生させる可能性がある。今のところは、体の再活性化を目指しており、これらの穀物を除外すれば、腸を治して、体重を増やすインスリン上昇を抑える効果が期待できる。

3. 乳製品

例外はグラスフェッドバター、澄ましバターとギーに限られ、それらはすべてこのプログラムで許可されている。

牛乳アレルギーや感受性があるとわかっていても、澄ましバターは乳タンパク質が除去されているので、問題ないかもしれない。グラスフェッドバターやギーには多量の抗酸化物質とCLAなどの良い脂質が含まれていて、代謝を高めてくれる。牛乳は最も一般的なアレルゲンのひとつで、深刻な炎症を起こす人が多い。炎症を起こすのは脂質ではなく、免疫系の引き金を引くのはタンパク質だ。牛乳アレルギーの人の大半が澄ましバターやギーなら大丈夫なのは、そうした理由による。

4. 豆類

豆類はかなりの量のでんぷんを含んでいるので、血糖のバランスには良くない。それにはレクチンと呼ばれる炎症性の化合物も含まれており、炎症を抑えるために21日間はやめなければならない。また、豆類は消化しにくい。

5. 果物

果物には抗酸化物質や体に役立つ食物繊維と栄養素が豊富に含まれている。しかし同時に、糖類の摂取源であり、インスリン抵抗性のある人、減量に努めている人、砂糖依存症から脱却して代謝を元に戻したい人にとっては、それが逆のトリガーとなる可能性がある。

6. 精製植物油

これにはコーン、キャノーラ、大豆、ひまわり、サフラワーなどがある。**精製植物油には炎症性のオメガ6脂肪酸と有害物質が大量に含まれているため、永久に近寄らないこと。**良いのはエキストラバージンオリーブオイルだ!

7. 加工食品

食品添加物、保存料、着色料、あるいはMSG(化学調味料)を含むものすべて。これには普通のベーコン、サラミ、缶詰肉、ホットドッグなどの加工肉が含まれる。病気のリスクの増加に関係があるとされてきたのはこれらの肉だけだ。加工食品は永遠に禁止だ。

8. 人工甘味料

これらは**肥満、糖尿病、神経障害に関係している。**こんなものはやめて、思い出さないようにしよう。

9. 天然甘味料

代謝機能をリセットして脳を砂糖依存から解放するために、21日という短期間、ハチミツ、メープルシロップなどの摂取をいったんやめよう。

10. カラギーナン

主に海藻から抽出される多糖類で加工食品、飲料などの増粘剤や安定剤として使用される。これはナッツなどの植物性ミルクに入っている「天然増粘剤」でリーキーガットや体内の炎症を引き起こす可能性がある。

脂質の正しい摂取源

以下に記した健康に良い脂質を毎日の食事に加えよう。1日に4~5食分の脂質を間違いなく盛り込むこと。1食分相当の量が（　）のなかに記されている。

どれくらい食べればいいのか?

食品	分量
エキストラバージンココナッツツオイル	1食あたり大さじ1杯
エキストラバージンオリーブオイル、アボカドオイル、マカダミアオイル、クルミオイル、アーモンドオイル	1食あたり大さじ1杯
MCTオイル	1日に大さじ1、2杯
有機ココナッツミルク	1食あたり1/4カップ
アボカド	1食あたり1/2～1個
脂肪の多い魚(イワシ、サバ、ニシン、銀ダラ、サケ)	1食あたり1/2～1個
ナッツ(ピーナッツ以外)と種子類	1食あたり2、3握り
オリーブ	1食あたり1/4カップ
グラスフェッドバター、澄ましバター、またはギー	1食あたり大さじ1杯

- エキストラバージンココナッツオイル(大さじ1杯)
- エキストラバージンオリーブオイル、アボカドオイル、マカダミアオイル、クルミオイル、アーモンドオイル(大さじ1杯):これらはサラダかシチューに使うこと——強火での調理に使ってはならない。強火での調理にはココナッツツオイルかギーを使う
- MCTオイル(1日に大さじ1、2杯)
- 有機ココナッツミルク(1/4カップ)
- アボカド(1/2～1個)

- 脂肪の多い魚。イワシ、サバ、ニシン、銀ダラ、天然のサケ（110～170グラム）：目標は1週間に3、4回食べること
- ナッツと種子類（2、3握り）：ピーナッツ以外はすべて大丈夫
- オリーブ（1／4カップ）
- グラスフェッドバター、澄ましバター、またはギー（大さじ1）：もし乳製品アレルギーがあれば、ギーに限定

プロテインパウダーはどうか？

このプランを実施している間、プロテインパウダーは——ヴィーガンであれ動物性であれ——やめるほうが望ましい。

これには2つの理由がある。第一に、ほとんどの製品に甘味料や香料が入っていて、正常な代謝が妨げられ、離脱症状の悪循環から抜け出せないことが多い。ステビアのような「ヘルシーな」甘味料も、減量、血糖コントロール、あるいは食べ物や甘味への依存を正常に戻すのにふさわしくない。

第二に、このプログラムでは代謝をリセットする薬として食べ物を用いるため、目標は本物の自然食だけを食べることだ。しかしプロテインパウダーは文字通り加工されているため、栄養成分の質が低下しているかもしれない。タンパク質、脂質、植物性栄養素が何らかの熱にさらされると、体の活性化に必要な分子構造が変性してしまう。

そういうわけで、スムージーに少量のプロテインパウダーを加えると気分が改善され、活力や血糖値に効果があるようなら、次のガイドラインに沿って最善の選択をしてほしい。

1. ヘンプやチアのような植物性タンパク質、卵タンパク質、コラーゲンタンパク質、あるいはこれらを組み合わせたものを選ぼう。私が時々すすめるのは、低アレルギー性で品質の良い加水分解牛肉タンパクだ。エンドウ豆のタンパク質は避けよう。
2. 無香料・無糖のプレーンなものを探そう。「天然」香味料表示の付いたものは避けること。

3. プロテインパウダーを毎日摂取するのはやめよう。同じタンパク質を凝縮した形で繰り返し摂ると、アレルギーになる可能性が高くなる。シェイクやスムージーに入れるなら、ナッツや種子バターのような他の自然食品のタンパク源と交互に使おう。あるいは、卵か肉主体の朝食にしよう。

何を、どう飲めばいいのか

毎日、少なくともグラス8杯の浄水を飲むようにしよう。これはデトックスと便秘の予防にとりわけ重要だ。それに加えて、1日を通して次のどの飲み物を飲んでも構わない。

- 炭酸水またはミネラルウォーター
- ハーブティーまたは緑茶
- バター紅茶

「内臓脂肪を燃やす」食事実践法ですすめる飲み物

- 炭酸水
- ミネラルウォーター
- ハーブティー
- 緑茶
- バター紅茶
- ボーンブロス
- 有機ココナッツミルク

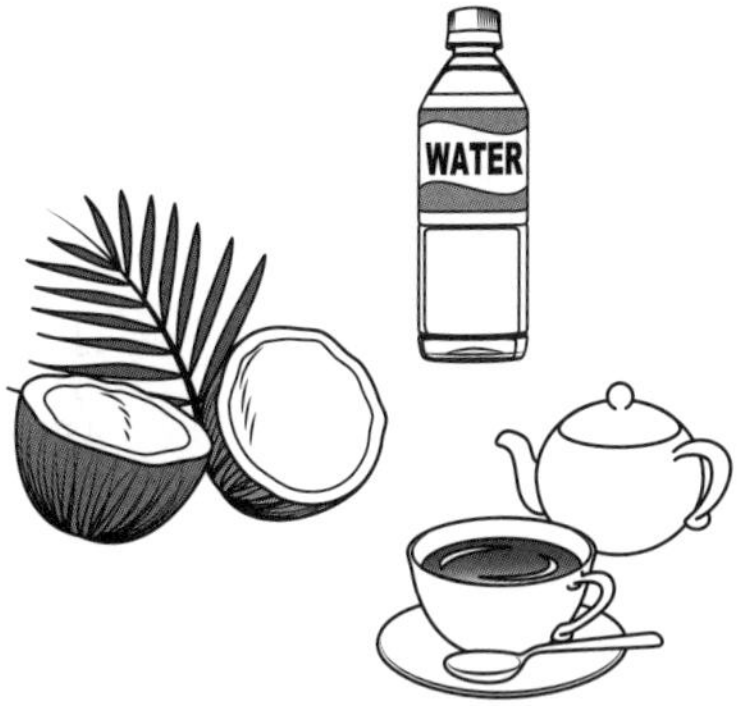

- ボーンブロス
- 有機ココナッツミルク（1缶を3、4缶分の水に溶かしたもの）。主にスムージーと加熱料理に使うこと

病気にならない眠り方・休み方

代謝を高めて食欲を抑制するふたつの要素が誰にでも必要で、それは睡眠とリラクゼーションである。

睡眠から始めよう。健康になって体重を減らしたいなら、正しい食事と同じように睡眠を優先しなければならない。一晩に最低7～8時間眠ることを目標にしよう。次に挙げるのは、健康に良い眠りを確保するためのコツである。私も気に入って実践している。

- 一定のスケジュールを維持する
- 毎日の就寝時間と起床時間を決めると、生活に一定のリズムができる
- ベッドルームは睡眠とロマンスのためだけに使う
- ベッドルームを静かなやすらぎの場にする
- 毎日少なくとも20分間日光を浴びる
  できれば午前中のほうが良い。これをきっかけに、脳から睡眠サイクルを調節する化学物質が放出される。
- 寝る前に明るい画面を消す
  寝る1〜2時間前から画面を見るのを避けるようにしよう。画面の光スペクトルを変えるアプリ f.lux をダウンロードし、光がメラトニンを抑制して眠りを妨げることがないようにしよう。
- ブルーライトの夜を試す

青色スペクトルの光は脳の眠りを調節し、メラトニンの分泌を促す。寝る前の3時間だけ青色の光を点灯してみよう。

・神経系をリセットする

指圧マットを使うと副交感神経系の作用が強まり、睡眠前の深いリラクゼーション効果が得られる。寝る前の35分間、その上で横になろう。

・接地する

時には電磁波（EMF）が睡眠を損なうことがある。Wi-Fiをオフにしよう。エレクトロニクス機器（携帯電話やラジオ）をベッドから遠ざけよう。「接地シート」を試してみよう。それを使うと体が接地されて、睡眠を妨害する可能性があるEMFから切り離される。Earthing.com のサイトを調べよう。

・気持ちをスッキリさせる

日記帳かノートをベッドの脇に置いて、眠る前に自分がやるべきことや思案することをすべて書きとめよう。そうすることで、目を閉じたときの心の混乱が少なくなる。

・就寝前に軽いストレッチかヨガをする
体をリラックスさせよう。
・体の中心部を温める
これで体の中核体温が上昇して、眠りに適した化学的性質ができあがる。温水のボトルか温熱パッドを使おう。
・ハーブ療法を試す
寝る前に300~600ミリグラムのトケイソウか320~480ミリグラムのセイヨウカノコソウ根のエキスを試してみよう。
・天然の睡眠サプリを試す
一度にひとつずつ試して、どれが効くのかを調べよう。メラトニンやマグネシウムから始めると、たいていの人にはそれで十分なことが多い。なかには組み合わせて使うものもある。

・1〜3ミリグラムのメラトニン
・150〜300ミリグラムのマグネシウム
・200〜400ミリグラムのテアニン
・500〜1000ミリグラムのGABA
・50〜200ミリグラムの5−ヒドロキシトリプトファン
・365ミリグラムのマグノリア

・寝る前にリラクゼーションをする
たとえば、誘導イメージ療法、瞑想法、深呼吸などがある。詳しくは次節を参照。短時間で簡単にできる誘導瞑想についてはヘッドスペース（Headspace）というアプリを試そう。

さて次は、リラクゼーションについて話をしよう。リラクゼーションが代謝に目的通りの効果をもたらすには、深くリラックスできる能動的なものでなければならない。たとえば、理想的には1日30分（少なくとも5分）の時間を取って次のどれかを実行することだ。

・ヨガ
・瞑想
・深呼吸
・誘導イメージ療法
・スチームバスまたはサウナ
・高温浴（エプソム塩2カップとラベンダーオイル10滴を入れる――私はデトックス浴と呼んでいる）

最強の「5回呼吸法」

これは私がいつもすすめる呼吸訓練法だ。**ゆっくりと5数えるまで鼻から息を吸い込み、そして5数えるまで吐き出す。これを1日に5回**――目が覚めたとき、各食事の前、そして寝る前に――行うと絶大な効果がある。

もし、プログラムの途中でうまくいかなかったら

私たちは誰しも生まれ育ちに違いがあり、その人に固有のニーズと生体作用がある。そのため、生活習慣や食事を変えると、さまざまな疑問、不安、問題が生じることがある。問題が発生したときの対策を以下で説明しよう。

問題点：プログラムを始めてから数日間、気分がすっきりしない。

考えられる原因：離脱症状または塩分不足。

解決策：慣れていた加工食品や化学物質をやめる、あるいは炎症性の食物や自分が中毒になっていた食べ物をやめると、体が強い反応を示すことは珍しくない。私たちは身体システムから、こうした有毒な食材や飲み物を取り除こうとしており、他のデトックスとまったく同じように、痛み、インフルエンザのような感覚、いら立ち、吐き気、頭痛、頭の重さといった不愉快な反応が伴う。だが嬉しいことに、不快感は48時間もすると消えてしまう。離脱症状をやわらげるヒントについては、次項を参照してほしい。

また、**塩分が不足していることが原因かもしれない。**糖と不健康な炭水化物をやめる

と、腎臓から塩分と一緒に体液と水分が放出される。それは、炭水化物を削減するとインスリンが減り、その影響で腎臓がナトリウムつまり塩分を排出するからだ。これが血液量の減少を引き起こし、全般的なめまいや脱力感、気分の落ち込みを起こすのだ。したがって、少なくとも小さじ1、2杯分の海塩を毎日の食事で確実に摂取する必要がある。塩分感受性の高血圧あるいは心不全の場合は、血圧や症状から目を離さないようにしよう。E－ライト（E-Lyte）は体の再水和と水分補充に抜群の効果があるため、それも必ず摂取すること。

気分がすぐれないときのヒント

プログラムを始めて数日の間、気分がすぐれないという場合には、次のことを試してみてほしい。

- サウナに行ってマッサージを受け、軽いストレッチかヨガをして、血液の循環とリンパ系の流れを活発にしよう。
- 排泄系がいつもスムーズに働いているようにしよう。もし便秘だったら、あなたが洗い流したい有毒物も詰まっている。

- 水をたっぷり飲んで有毒物を出し切ろう。
- 軽い運動をしよう。体全体の血行が良くなり、有害物質を体外に運ぶリンパ液の流れを盛んにする。リンパ系は筋肉の収縮でのみ作動する。筋肉を動かそう！
- 1000〜2000ミリグラムの緩衝型ビタミンCを毎日1、2回飲むこと。
- 休憩を十分取ろう。うたた寝するか10分横になるのも良い。
- プログラムのプロセスを信頼しよう。こうした兆候はあなたのデトックスがうまく行っている証拠で、あと数日もすると気分は軽く爽やかになり、これまでにない活力が出てくる。
- 1カップのE-ライト（E-Lyte）を240ccの水に溶かしたものを1日に2回飲んで、水分補給をきちんと行うこと。

問題点：腹部の膨満感とガス、適度な食事の後の異常な満腹感、下痢、便秘。

考えられる原因：脂質を食べることに慣れていないと、軟便になることがある。適応に多少の時間がかかるかもしれない。また、何か消化酵素が必要かもしれない。食事を変えると水を十分飲めず、特にＰＧＸのような食物繊維を増やすと、時には便秘を起こす可能性もある。水がないと、繊維は腸管の中で固まってしまう。腸内菌が異常増殖していて難消化性でんぷんを食べると、腹部の膨満感やガスを発生させる。食事を最適にすると腸内菌が変化するため、最終的には体がそれに適応する。

解決策：総合消化酵素剤を飲んで脂質（リパーゼ）、タンパク質（プロテーゼ）、炭水化物（アミラーゼ）を分解させよう。植物性または動物性酵素のどちらでも構わない。ただ、増量剤、グルテン、乳製品、着色料、結合剤を含んでいないことを確認しよう。私はPure Encapsulations Digestive Enzymes Ultraを食事ごとに2カプセル飲むのが好きだ。脂質の消化を助け、腹部の膨満感やガスを軽減する効果がある。もしあなたが便秘だったら、次の項目で紹介する安全で簡単な便秘解消法を参照しよう。

便秘の解決法

プログラムの途中で便秘に悩んだときには、次のように心がけよう。

- 何よりもまず、十分に水を飲んで腸をきれいにすること。ＰＧＸ繊維は十分な水と一緒に飲まないと便秘を起こす。ＰＧＸを摂取するたびに、少なくともグラス１杯の水を飲むこと。

- フラックスシードパウダー（亜麻仁パウダー）をサラダかスムージーに振りかける。食物繊維を多く含んで大量の水を吸収するため、便秘の緩和に効果がある。
- 便秘が解決するまで、毎日のクエン酸マグネシウムの摂取を600～1000ミリグラムに増やす。飲み過ぎると下痢気味になるため、ちょうど良いレベルになるよう調整する必要がある。腎臓が悪い場合は、マグネシウムを飲む前に医師に相談しよう。
- 1000～2000ミリグラムの緩衝型ビタミンCを毎日1、2回飲むこと。1日に1、2回までなら2000～4000ミリグラムまで増やして便通を促しても構わない。マグネシウムと一緒に飲んで下痢するようなら、服用を控え目にする。
- 運動しよう。運動は排泄システムを活性化する最善の方法だ。
- こうした方法にどれも効果がなかったら、短期療法として、寝る前にカスカラ、センナ、ダイオウのようなハーブの便秘薬を飲んでも良い。私のお気に入りは、夜にラクサブレンド（LaxaBlend）を2、3錠飲むことだが、あなたが便秘気味だったら、www.eatfatgetthin.com で探すことができる。これらが効かない場合は、液体のクエン酸マグネシウムを試すか、グリセリン、ビサコジル坐剤またはフリートエネマを使う。それでも無反応なら、何か別のことが起きている可能性が高いので、主治医に相談しよう。

問題点：疲労。

考えられる原因と解決策：不適切な睡眠、あるいはタンパク質の不足。

解決策：まずは毎晩十分な睡眠をとるようにしよう。質の良くない睡眠や不十分な睡眠は、減量と健康のための努力を台無しにしてしまう。脳の食欲信号を変えて炭水化物や糖を欲しがるように仕向け、代謝を遅らせるのだ。ぐっすり良く眠っているのにまだ疲れていたら、それは体にタンパク質の追加が必要なサインかもしれない（特に、頻繁にまたは激しい運動をしている場合）。また1日を通してタンパク質の摂取を増やすこともできる。タンパク質を増やしたときにどう感じるかを日記に記録して、自分の体に最適な量を見いだそう。

問題点：減量が頭打ちになっているか、それ以外の成果が出ない。

考えられる原因と解決策:これについてはいくつかの原因が考えられ、ホルモン系、炎症性、胃腸、毒素の問題、遺伝的特徴その他の問題のさらに深い評価が必要だろう。まず次のような解決策を試してみてほしい。

- グルテン、乳製品、砂糖または砂糖の代用品、ピーナッツ、隠れた添加物や保存料などの化学物質が食事に紛れ込んでいる。ラベルを注意深く読み、しばらく自宅での料理だけにして、これらの食材の摂取を最小限にしよう。
- 炭水化物をもっと減らす必要があるのかもしれない。炭水化物不耐で、体組織をリセットするために炭水化物をやめる必要のある人もいる。もしもあなたが糖尿病、もしくは糖尿病予備軍で、トリグリセリド値が高いかHDLコレステロールが非常に低く、しかも余計なおなか周りの内臓脂肪があったら、あなたは炭水化物不耐である可能性が高い。夕食のでんぷん質野菜とすべての果物をやめて、感じ方(活力レベル、頭の明晰さ、消化器系の働きなど)と体重の減り具合を次の数日間記録しよう。適正な炭水化物の摂取量を知るには実験が必要かもしれず、それを細かく記録することが最善の方法である。

- あなたがコーヒーを飲んでいたら、体組織にマイナスの効果を与えているかもしれない。コーヒーをやめてプログラムを続けてみて、これが当てはまるか確認しよう。
- このプログラムの項目を厳密に守っていない。食事の推奨、サプリメント、運動はすべてが連携して機能するように科学的に考案されており、そのため、私はこのプログラムを厳密に実行することをすすめている。あなたの食事、運動、睡眠を記録して、軌道から外れていないことを確認しよう。

こうした解決策のどれも役に立たなかったら、機能医学の医師に診察を依頼し、減量が進まない他の原因、たとえば甲状腺機能の低下、副腎機能障害、腸内細菌の異常増殖とリーキーガット、有害物質の摂りすぎ、潜伏感染、ミトコンドリア機能障害などが潜んでいないか診てもらうことが望ましい。

第13章

ステージ3：「内臓脂肪がみるみる消える」移行プラン

では、有害で健康に悪い食品や物質、ウエスト周りをたるませる食べ物を排除して、健康に良い脂質を含む新鮮な自然食品に置き換えたら、次はどうすればいいのだろうか？

測定値を再確認する

体重、ウエストサイズ（へそ周り）、腰回り（一番太い部分）、血圧、空腹時血糖値を記録し、プランを始めたときの測定値と比較しよう。

再度、臨床検査を受ける

「内臓脂肪を落とす食事」実践編を始める前に基本的な臨床検査を受けていたら、同じ検査をもう一度受けて変化を知る価値が十分にある。

自分の進歩の跡をたどり、自分がどの辺にいるかを認識することが大事だ。そうすることによって初めて、どの移行プランに進むべきかがわかる。まだ糖尿病を患っているか、体重をもっと減らして薬をやめたいなら、「内臓脂肪を落とす食事」実践編を続けよう。自分の目標地点の近くまで来ていたら、ピーガンダイエットへの移行を選択することもできる。ピーガンダイエットは柔軟性が高く、一生の長期的食事プランにしやすい方法だ。どのプランにするのが良いか正確に知るには、以下に紹介するガイドラインに従ってほしい。

移行プラン・オプション1：「内臓脂肪を落とす食事」プランを続ける

この21日間と同じ速さで減量を続けたかったら（あるいは気分が最高に良かったら）、

これまでと同じやり方を続ければいい。これをもう21日間、あるいは目標を達成するまで、好きなだけ続けることができる。あなたが次のケースに当てはまる場合には、「内臓脂肪を落とす食事」プランに留まることをおすすめする。

- さらに体重を11キロ以上減らしたい
- まだ糖尿病があるので、改善したい
- まだ糖尿病の薬かインスリンを使っていて、やめたい
- まだトリグリセリド値が高くてＨＤＬコレステロールが低く、スタチン薬の治療をやめたい
- まだ血圧が高く、薬の治療をやめたい
- 気分が最高なので、もっと健康で好調な状態になりたい

「内臓脂肪を落とす食事」プランを継続する際は、２８０〜２９６ページの手順を見直し、それに従うこと。

移行プラン・オプション2：ピーガンダイエット

第10章（240ページ）で、私がピーガンダイエットと呼んでいる食事について学んだが、それは人類が長期にわたって続けるのに最適な食事だと考えている。ピーガンダイエットへの移行は二段階に分けて行う。第1ステージでは基本バージョンとして、治癒と減量を続けながら、豆類（大きめの豆と平たいレンズ豆）と1日1－2カップの非グルテン穀物を再開する。理想的には、移行のこの段階に少なくとも3カ月をかけることを推奨する。

それが済めば第2ステージに進むことができ、もっと融通が利くようになる。この第2ステージにはグルテンや乳製品を少しだけ試して再開するオプションがある。

ピーガンダイエット：ステージ1

次の条件があれば、ステージ1に移行する。

- 「内臓脂肪を落とす食事」プランを活用しながら、豆類および、または非グルテン性の穀類を再開して自分の反応を調べたい（糖尿肥満があると、豆類や穀類に含まれるでんぷんが多いので血糖を急上昇させ、レクチンが炎症や体重増加を引き起こすため、それらに耐えられない人もいる）。
- 血圧と血糖値は正常だが、体重および／またはおなか周りの内臓脂肪をもっと減らしたい。
- 何らかの健康の異常、炎症がある、または全般的に気分が優れない。
- 心臓疾患や糖尿病を経験したことはない。
- 臨床検査の結果、トリグリセリドが高くてHDLコレステロールが低い、小型LDLが多く、高血糖でインスリン抵抗性が高い。

ピーガンダイエットのステージ1のための手順を以下に記す。

- 引き続き、グルテン・小麦粉主体のすべての食品（グルテンフリーの食品を含む）、そして乳製品（グラスフェッドバターとギー以外のもの）を除外する。

- 引き続き、あらゆる形態の糖類や甘味料を除く。
- 引き続き、加工食品を避ける。
- 果物の過剰な摂取を避ける（1日に1／2～1カップのベリー、ザクロの種、スイカ、キウイ、レモン、ライムというルールを維持する）。
- 炎症を起こす飲み物を避ける（アルコール、すべての炭酸飲料や甘味料入りの飲み物、ジュース）。
- 全粒のグルテンフリー穀類を1日当たり1／2カップまで加える。キヌア、黒米、玄米、赤米、ソバの実など。
- すべての食事とスナックに、でんぷん質を含まない野菜を好きなだけ盛り込む。
- お好みなら、夕食に1食分のでんぷん質野菜を取り入れる。
- 各食事に110～170グラムのタンパク質（卵、魚、鶏、または動物性タンパク質）、もしくは1／2カップの豆類を加える。
- 1日当たり4～5食分の健康に良い脂質（たとえば、アボカドを1／2～1個、または大さじ1杯のエキストラバージンオリーブオイル、グラスフェッドバター、澄ましバター、クルミオイル、セサミオイル、エキストラバージンココナッツバターかオイル、アーモンドやカシューナッツのようなナッツバターやシードバター)。
- 毎日の習慣を維持する。30分の運動、サプリメント、リラクゼーション、そして7〜8時間の睡眠。

豆類やグルテンを含まない穀類を再開するときには、自分の体調に気づくことが大事だ。消化の具合は大丈夫だろうか? おなかの膨満感はないか? 疲れていないか? 体重が増えていないか、あるいは減少が続いているか? 他に炎症の兆候はないか? あなたの体が最高のフィードバック・メカニズムだ。何に効果があって何に効果がないか、どれが気分良く感じてどれがそうでないかを正確に示してくれる。これらの食物を再開しても効果がなかったら、3カ月やめて、それからもう一度試そう。体が元に戻るのに少し時間がかかることがあるので、しばらく間を置くと、副作用を感じないで食事の範囲を広げることができる。

ピーガンダイエット：ステージ2

減量目標値に到達した……健康状態は自分の思い描いた通りだ。さあ、いよいよピーガンダイエット人生を始める時だ！

ピーガンダイエットの第2ステージはピーガンの基本バージョンに似ているが、自由度が高く、グルテンや乳製品（ほんの少し加えて耐性があるかどうかを確かめる）も少し追加する。

以下に生涯にわたるピーガンダイエットの方法を示している。

- 炭酸飲料やジュースのような液糖のカロリーを避ける（搾りたての青汁は大丈夫だ）。
- 引き続き、人工甘味料はすべて除く――これからもずっと！
- どのような形の糖類でもその摂取は最小限にして、特に砂糖が添加された食品を避けること。自分で料理する食べ物に、少量の砂糖、メープルシロップ、ハチミツを加えるようにしよう。そうすれば、どれだけ糖類を摂取しているか正確にわかる。甘味料のどれか（砂糖、メープルシロップ、ハチミツなど）への依存が起きていないか、よく注意しよう。もしそうなら、糖の耐性がゼロかもしれないので、あらゆる種類の糖類や人工甘味料をやめて、「糖」の摂取を新鮮なまるごとの果物だけにすることをおすすめする。

- 加工食品はこれまで通り回避する。
- でんぷん質を含まない野菜は、すべての食事やスナックに好きなだけ盛り込むようにしよう。覚えておいてほしいのだが、皿の半分から3／4に非でんぷん質野菜が盛りつけられていたら、あなたは正しい方向に進んでいる。
- 全粒のグルテンフリー穀類を1日に1／2カップまで加えよう。キヌア：黒米、玄米、赤米：ソバの実だ。
- 加工した穀類や小麦粉はすべて避けること。
- スイートポテト、冬カボチャのような栄養たっぷりのでんぷん質野菜を、1日に2回分まで追加しよう。
- りんご、梨、ベリー類、ザクロの種、スイカ、キウイ、レモン、ライムのような低

GIの果物を1/2〜1カップ、1日に1、2回組み入れる。

- 調理済みまたは缶詰の適当な量の豆類を1日に1/2〜1カップ分含める。
- 毎日の習慣を続ける。サプリメント、30分間の体操、リラクゼーション、水分補給、7〜8時間の睡眠だ。

謝辞

私がこれまでにやり遂げた真に重要な活動はすべて、周囲の人々の支援と愛のおかげでなし得たことである――友人、家族、メンター、教師、協力者、共同制作者、支援者、仕事仲間、学生、患者の皆さんにお世話になった。私に感動を与え、奮い立たせ、手助けし、支援し、導いてくださったすべての方々に、幾重にもお礼を申し上げる。感謝すべき人々があまりにも多く、大勢の方々に謝意を表していないのではないかと心配だ。心当たりのあるあなたに感謝を捧げたい。ありがとうございます！

この本を生み出す際に、数名の方に特にご尽力いただいた。脂質というテーマは把握が難しく、間違いを犯す可能性が大きいため、本書の執筆はかつて経験したことがないほど難しいものであった。

本書の出版に携わった皆さんに感謝を捧げたい。リチャード・パインには、私を常に励ますチアリーダー、エージェント、ガイド役を務めてもらった。当初から担当編集者であったトレーシー・ビハールは、私の文章を吟味して改善し、ありがたいことに簡潔なものにしてくれた。また、デブラ・ゴールドスタインのおかげで、私はアイデアをまとめて練り上げ、真実を明確に伝えることができた。サリー・キャメロンは、魅惑的で美味しい料理のレシピを喜んで考案してくれた。サラ・ジェイン・サンディには、脂質に関するバイブルを創り出す――脂質について深く掘り下げて調べる――作業を手伝ってもらった。アナハド・オコナーとは企画当初から話し合い、脂質の真実を暴く何百もの研究を掘り起こす手助けをしてもらった。ローレン・ドッシャーのおかげで、すべての参考文献を探し出すことができた。

次に、私のホームチームの皆さんにお礼を申し上げる。彼らは私が医師と教師を兼ねることを許容し、魅力的なホームページを立ち上げ、私の取り組みを何百万人もの人々とオンラインで共有できるようにしてくれる。私のパートナーであるドゥルー・プローヒトは、私より先見の明があり、何でも上手にこなす。そして私のオンラインチームには、私と私のコミュニティの面倒を見てもらっている――ローリー・ローマン、シバニ・スブラマニヤ、カヤ・ピプローヒト、ファレル・フェイガン、ベン・ツェイトリン、ジョン・ボールドウィン、アンバー・コックス、ホリー・スティルウェル、スーザン・ヴェリティに感謝したい。これまで大いに助けてもらったリジー・スウィック、ダフニー・コーエン、ティナ・ネイザーにも感謝を捧げる。

また、特別にお世話になった数名の方々にもお礼を申し上げたい。ジェフリー・ブランド、ピラー・ゲラシモ、キャリー・ディウラス、そしてクリス・クレサーは、私の原稿を見直し、話を科学的に正しい方向に向ける方法について、貴重で思慮深い意見を述べてくれた。指導と知恵と励ましをもらい、脂質の世界の主要な専門家たちに紹介してくれたデイヴィッド・ルートヴィヒにも深く感謝し、特にその友情をありがたく思っている。

もちろん、私の世界をひとつにまとめてくれるアン・マクローリンと、私の足りない点を補ってすべてをうまく運んでくれるダイアナ・ガリアにもお礼を言いたい。

大親友であり精神的に支えてもらっているアルベルト・ヴィロルドとマルセラ・ロボスには心から感謝する。チリにある彼らの家で、私は脂質の話に没頭し、本書のかなりの部分を執筆させてもらった。そして、たとえ何が起ころうと私を鼓舞し、支援し、愛してくれるローレンザンダーとヘンデル・コミュニティの皆さんにも感謝を捧げる。「何かが起こる」状況は私が望むより多くなりがちなのだ！

ウルトラウェルネス・センターの私のチームにも感謝したい。ドナ・ドッシャー、リズ・ボハム、トッド・レピーヌ、マギー・ワード、デニス・カーティン、ジャミー・ディレーニー、スーザン・ウォリンフォードを含む皆さんには、私が機能性医学の知恵を広めるために出かけている間、団結して仕事をしてもらっている。

何百人もの研究者、科学者、医師、思想家、教師、専門家の方々の不断の努力がなければ、私は本書を執筆できなかっただろう。各氏が私に着想を与え、教示し、本書の執筆を助けてくださった。ウォルター・ウィレット、ロナルド・クラウス、バリー・シアーズ、アシーム・マルホルトラ、エリック・ラヴュシン、ケヴィン・ホール、ジョエル・フールマン、ニール・バーナード、ジョッシュ・アックスに謝意を表したい。とりわけ、知の巨人と呼ぶべきデイヴィッド・ルートヴィヒにお礼を申し上げる。彼は何十年にわたり、私が生体における糖質と脂質と体重の関係を理解する手助けをし、その間ずっと、私を指導して守ってくださった。

他にも数え切れないほど多くの方々に支援していただいた。デイヴィッド・パールミュッター、マーク・デイヴィッド、ジェフリー・ブランド、ニーナ・タイコルズ、クリス・クレッサー、ヴァニ・ハリー、ニック・オルトナー、クリス・カー、クリスチアーネ・ノースラップ、デイヴ・アスプレー、JJ・ヴァージン、ティム・ライアン、ディーパック・チョプラ、マイク・ロイゼン、メフメット・オズ、ダニエル・エイメン、リック・ウォレン、ディーとブレット・イーストマン、ピーター・アティア、ゲイリー・トーブス、ジョセフ・メルコラ、ペドラム・ショージャイ、ケン・クック、ヘザー・ホワイト、アン・ルイーズ・ギトルマン、ジョンとオーシャン・ロビンズ、アレクサンドラ・ジェーミソン、マリア・シヴァー、グンナー・ラブレースと彼のスライブ・マーケット社のチーム、ジョイ・デヴィンズ、そしてロナルド・ガーラーに感謝を捧げたい。

さらに、クリーブランド・クリニックとインスティテュート・オブ・ファンクショナル・メディスンの皆さんには、機能性医学を普及させたいという夢の実現を支えてもらっている。ご支援、ありがとうございます！　医療の未来を見据えて、私たちをグループの中心に招き入れてくださったトビーとアニタ・コスグローヴにお礼を申し上げる。本当にありがとう！　当然ながら、メアリー・カラン、リンダ・マッキュー、トーニー・ジョーンズ、その他クリーブランド・クリニック機能性医学センターのチームの皆さんに感謝している。私たちは力を合わせて未来を築こうとしている！　ローリー・ホフマン、パトリック・ハナウェイ、クリスティーヌ・ステッド、ジュリエット・ロジャーズの尽力がなければ、これを成し遂げることはできないだろう。

ますます成長を続ける家族や友人のコミュニティ、特にレイチェルとミーシャ、そしてサラとベンという特別な子どもたちの愛と支援に心から感謝している。

そして最後に、私が知る中で最も魅力的で賢明で素晴らしい人物、ジョディ・レヴィーの愛とインスピレーション、そして彼女と交わした果てしない会話と美味しい食事がなければ、本書は世に出ていなかっただろう。永遠に感謝を捧げる。

あなたに活用してほしいデータベース

ソーシャルメディアでのハイマン博士の情報発信

www.drhyman.com
www.eatfatgetthin.com
Twitter: @markhymanmd
Instagram: @markhymanmd
Facebook: facebook.com/drmarkhyman

本書に関するデータ

www.eatfatgetthin.com に、ここでリストアップするすべてのデータとそれ以外のデータが掲載されているので、21 日間「内臓脂肪を落とす食事」プランの実践中もその後もずっと活用できる。

The Fat Summit: Separating Fat from Fiction
（脂質サミット――脂質の嘘をあばく）

私は専用のオンラインカンファレンス、「The Fat Summit: Separating Fat from Fiction（脂質サミット――脂質の嘘をあばく）」を開設し、脂質の話題と、やせて快調になって自然に慢性病を改善するために本当に必要なことについて、30 人以上の世界最高の専門家たちにインタビューを行っている。www.fatsummit.com を覗いて、カンファレンスを視聴してほしい。

「Eat Fat, Get Thin」サプリメント

サプリメントに関して言えば、その質が問題である。野放しの粗悪な製品が市場にあふれ、それらは有効性や純度の審査を受けておらず、体内に吸収され利用されない可能性がある。そんな中で私たちは、品質を重視する少数の倫理的な会社を選んで厳しく吟味した。サプリメントは最高のものを選ぶことをおすすめする。何と言っても、あなたの体はひとつしかないのだから。

ここで、「内臓脂肪を落とす食事」21日間プランを支えるおすすめのサプリメントと製品を紹介しよう。各項目の詳しい説明は第11章の264ページを参照。

- マルチビタミンとミネラルのサプリメント（高品質）：メーカーの指示通りに服用。
- 魚油（精製されたもの）：1日2グラム。
- ビタミンD_3：1日2000単位。
- L-カルニチン：1日2回300～400ミリグラムずつ。
- コエンザイムQ10：1日2回30ミリグラムずつ。
- マグネシウムグリシネート：1日100～150ミリグラム（1日2回1カプセルずつ服用）。
- PGX：1日2～5グラム（粉末またはカプセル）を3回に分けて服用（食事の15分前に大きなグラス1杯の水で服用）。
- プロバイオティクス：1日100～200億CFU。
- MCT（中鎖脂肪酸トリグリセリド）オイル：1日大さじ1～2杯。
- 電解質:1日2回、キャップ1杯のE-Lyte（Eライト、電解質溶液）を約240ccの水に溶かして飲む。
- ポテトスターチ（片栗粉）：1日2回、大さじ1～2杯を240ccの水に溶かして飲む。

追加の支持的なサプリメント（必要であれば）

- 消化酵素：消化促進のために毎食1～2カプセルを服用。
- クエン酸マグネシウム：1日2回、150ミリグラムのカプセルか錠剤を2～3個ずつ服用。便秘になりがちな場合はこのタイプのマグネシウスがよい。

- Laxablend（ラクサブレンド、ハーブの便秘薬）:1日中排便がない、または便秘になった感じがする場合、夜、2～3カプセルを服用。
- 緩衝アスコルビン酸：解毒と便秘解消のために、1日2回、500ミリグラムのカプセルを2～4個ずつ服用。

健康状態と検査のデータ

- 基本的な臨床検査ガイドライン。
- Carbohydrate Intolerance Quiz(炭水化物不耐性チェックリスト）とFLC (Feel Like Crap) Quiz（体調不良チェックリスト）
- How to Work with Your Doctor to Get What You Need（ダウンロードできる電子書籍）
- Beyond Food: Other Causes of Obesity and Damaged Metabolism（ダウンロードできる電子書籍）
- The Fat Bible: Your Guide to Eating Fat（ダウンロードできる電子書籍）
- ブドウ糖モニター、Fitbit（フィットビット）活動量計、Fitbit Wi-Fi多機能体重計とWithings（ウィジングス）体重計、血圧計、アクティビティ・トラッカーなどの自己測定器具の情報。
- 自宅検査キットによる遺伝子検査などの遺伝学的検査の情報。
- Symptoms Tracking Chart（症状追跡チャート）（グルテンと乳製品の耐性を調べるため）
- Eat Fat, Get Thin Online Health Tracker

ライフスタイルのデータ

- Eat Fat, Get Thin Online Journal
- Eat Fat, Get Thin Online Food Log
- フィットネス関連のデータ
- Restaurant Rescue Guide（ダウンロードできる電子書籍）
- UltraCalm のガイド付きオーディオ・リラクゼーションプログラム
- 瞑想に関するデータ
- ストレスをコントロールするツール

総合的な参考資料

Environmental Working Group（エンバイロンメンタル・ワーキング・グループ）

Environmental Working Group（エンバイロンメンタル・ワーキング・グループ）のウェブサイト、www.ewg.org

エンバイロンメンタル・ワーキング・グループは、消費者の選択、市民活動、画期的な研究による大衆への情報公開を促し、人々により健全な環境で健康に生活する力を与える。このサイトで次のようなことがわかる。厳しい予算で体に良い食事を作る方法：「クリーンな 15 品目と汚染された 12 品目」のリスト：栄養価、成分、加工度で食品をチェックするための食品スコア：健康に良く持続可能な低水銀の魚のリスト：健康に良く地球にもやさしい肉を食べる肉食主義者のためのガイド:安全なスキンケア製品と家庭用洗剤についての情報など。

シーフードとオーガニックの冷凍魚や魚の缶詰

- National Resources Defense Council（天然資源保護協議会）
  http://www.nrdc.org/oceans/seafoodguide/
  持続可能な方法で養殖または捕獲された低水銀の水産資源

- Clean Fish（クリーン・フィッシュ）
  www.cleanfish.com
  熟練した生産者によって持続可能な方法で供給された（養殖または捕獲された）魚介類

【監訳者略歴】

金森重樹（かなもり・しげき）

1970年生まれ。東大法学部卒業後、フリーター時代に1億円超の借金をつくる。不動産会社に就職後、29歳で行政書士として脱サラ。現在は不動産、建築、介護事業など年商100億円の企業グループオーナー、ビジネスプロデューサー。30代のころから恒常的に体重が90キロ近くある肥満体型だったが、断糖高脂質食ダイエットを実践した結果、2カ月で58キロまで減量することに成功。現在はツイッターを中心に、断糖高脂質食ダイエットの普及活動に取り組んでいる。

Twitter　https://twitter.com/ShigekiKanamori

【著者略歴】

マーク・ハイマン

医学博士。すべての人が生き生きした人生を送るべきであり、私たちには自力でそんな人生を築く力があると提唱。医療の現状を変える機能性医学の力を活用し、慢性病の根本原因の究明と解決に尽力。チームのメンバーと共に、誰もが心身を癒やして社会的・経済的な回復力を改善できるように、個々の人々、組織、地域社会を支援している。また同時に、現役の家庭医もつとめる。これまで9度にわたって『ニューヨーク・タイムズ』紙のナンバーワン・ベストセラー作家となり、専門分野で国際的に認められたリーダー、演説家、教育者、提唱者としても知られる。クリーブランド・クリニックのプリツカー財団機能性医学委員長、クリーブランド・クリニック機能性医学センター所長、ウルトラウェルネス・センターの創設者兼ディレクターでもあり、インスティテュート・フォー・ファンクショナル・メディスンの理事長、ハフィントンポストの医学編集者を兼務。クリントン大統領（当時）と共に活動し、クリントン財団の「健康問題――あらゆる世代の健康を実現する」会議およびクリントン・グローバル・イニシアチブに出席するとともに、世界の健康問題について世界経済フォーラムと連携して活動したことでも知られている。

【著書】
The Blood Sugar Solution 10-Day Detox Diet Cookbook
The Blood Sugar Solution 10-Day Detox Diet
The Blood Sugar Solution Cookbook
The Blood Sugar Solution
The Daniel Plan
The Daniel Plan Cookbook
UltraPrevention
UltraMetabolism（『あなたの遺伝子に働きかける超代謝ダイエット――ニュートリゲノミクスに基づく7つのカギ』マーク・ハイマン著、山口武訳、中央アート出版社、2007年：『美と健康をつくる7つの鍵』マーク・ハイマン著、山口武訳、中央アート出版社、2010年）
The Five Forces of Wellness (CD)
The UltraMetabolism Cookbook
The UltraThyroid Solution
The UltraSimple Diet
The UltraSimple Challenge (DVD)
The UltraMind Solution
Six Weeks to an UltraMind (CD)
UltraCalm (CD)